Susie Orbach

# ANTI-DIÄTBUCH

Über die Psychologie der
Dickleibigkeit, die Ursachen
von Eßsucht

Frauenoffensive

Übersetzung aus dem Englischen von Inge Wacker

13. Auflage, 1987
Erstauflage 1979

Originaltitel; Fat is a feminist issue
Veröffentlicht bei Paddington Press Ltd., New York u. London

(Kellerstr. 39, 8000 München 80)

ISBN 3-88104-052-8

Satz: Uli Bauer
Druck: Werkstätten für Behinderte, Druck- und Verlagshaus
Bauland Hohenlohe, Krautheim/Jagst

INHALT

## Danksagung

Meinen Dank verdienen sehr, sehr viele Leute. Zunächst einmal bedanke ich mich bei Carol Munter und der allerersten Gruppe, die sich mit Eßsucht und Selbstbild auseinandergesetzt hat sowie all den Frauen, mit denen ich zusammengearbeitet habe und die mir ihre Gefühle in Bezug auf ihren Körper mitgeteilt haben. Ohne sie gäbe es kein Buch, ich hätte nichts zu berichten. Dank auch an all jene, die mich in den letzten sechs Jahren ermutigt haben, mir bei dieser Arbeit auf irgendeine Weise geholfen oder mich großzügig unterstützt haben. Dazu gehören Dale Bernstein, Patrick Byrne, Warren Cohen, Anne Cooke, Clare Dennis, Luise Eichenbaum, Peggy Eliot, Ian Franklin, Barbara Goldberg, Clara Caleo Green, Rose Heatley, Altheia Jones Lecointe, Eddie Lebar, Bob Lefferts, David McLanahan, Laurence Orbach, Ruth Orbach, Rosie Parker, Jeremy Pikser, Cathy Porter, Ron Radosh, Olly Rosengart, Julie Saj, Steve Sandler, David Skinner, DeeDee Skinner, Laura Schwartz, Michael Schwartz, Ann Snitow, Jimmy Traub, Redesign, Spare Rib und das Women's Therapy Centre.

Und schließlich und endlich haben mir vier Leute durch ihre Unterstützung unschätzbare Dienste erwiesen. Sara Baerwald hat mich ständig mit sehr ernstzunehmenden Beiträgen aus der Ferne unterstützt. Malinda Coleman ließ im entscheidenden Moment alles stehen und liegen, um mir ganz unentbehrliche Hilfe zu leisten. Gillian Slovo hat in der Endphase vorbildlich für mich gesorgt. Joseph Schwartz hat mir mit unglaublicher Liebe, Unterstützung, Geduld, Kritik, Händchenhalten und Hühnersuppe in der ganzen Zeit zur Seite gestanden – meine Liebe und tiefe Anerkennung können kaum zum Ausdruck bringen, wie wichtig das für mich war.

Alle Fälle in diesem Buch beruhen auf Tatsachen. Die Namen und die Orte wurden geändert, um die Intimsphäre der Beteiligten und ihrer Familien zu wahren.

# Vorwort

Im März 1970 ging ich zum New Yorker Alternate U (etwa: dein anderes Ich) in der Sixth Avenue, Ecke 14. Straße und meldete mich zu einem Kurs über Eßsucht und Selbstbild – nur für Frauen – an. Ich betrat einen Raum, in dem schon vierzig Frauen, alle ganz unterschiedlich dick, herumsaßen und über ihre Körper und ihre Eßgewohnheiten redeten. Carol Munter, die Kursleiterin, war sichtlich erfreut über diesen Erfolg und schlug vor, daß wir uns in vier Gruppen aufteilten. Zum ersten Mal seit Beginn der Frauenbewegung waren Frauen zu einer Diskussionsgruppe zusammengetroffen, die sich speziell mit der Vorstellung vom eigenen Körper beschäftigen wollte. Die Ankündigung des Kurses war mir fast wie Hohn vorgekommen – Feministinnen, die sich Sorgen wegen ihres Aussehens machten! Für uns war zu der Zeit die Ablehnung männlicher Schönheitsideale, wie sie uns in der Werbung und im Kino vorgeführt werden, eine Selbstverständlichkeit. Offenbar fühlten wir uns in unseren Bluejeans und den Arbeitshemden wohl. Gespräche über Kleidung oder Körpergewicht wären etwas sehr Ungewöhnliches unter uns Frauen gewesen; es herrschte allgemeine Erleichterung darüber, daß wir uns in unserer Kleidung und mit unseren Körpern, so wie sie waren, wohlfühlen konnten und uns keine Sorgen über das, was gerade besonders modisch, aufreizend oder anziehend war, zu machen brauchten. Wir trugen die Kleidung der Auflehnung und es war uns egal, was andere von uns dachten. Oder etwa doch nicht? Bevor wir uns in Gruppen aufteilten, erwähnte Carol Munter zwei Dinge: erstens kannte sie eine Frau, die ohne Abmagerungskur sehr viel Gewicht verloren hatte; zweitens hatte sie in dem kleinen Zimmer nebenan einen Vier-Seiten-Spiegel angebracht, indem sie lange Streifen aus Aluminiumfolie an die Wände geklebt hatte. Jede Frau, die wollte, konnte in das kleine Zimmer gehen und sich ganz für sich allein von allen vier Seiten anschauen, so lange sie Lust hatte. Carol war der Meinung, daß diese beiden Dinge – kein Hungern und sich selbst akzeptieren – der Schlüssel zum Abnehmen sein könnten. Ich hörte kaum zu. Ich dachte mir: „Was will ich hier eigentlich? Ich schaue mich oft im Spiegel an, davor habe ich keine Angst ... Ich bin schlanker als die meisten Frauen hier, werden sie mich akzeptieren?"

Unsere Gruppe traf eine Verabredung für die nächste Woche und wir gingen alle auseinander.

Ich war ziemlich verwirrt, denn ich hatte eine Diskussion über die Ernährungssituation in den USA und der Dritten Welt erwartet, oder aber eine Untersuchung über die Mode- und Nahrungsmittelindustrie oder die häufig zu beobachtende Fettleibigkeit in den „Reichen Ländern". Ich sträubte mich gegen die Behandlung des Themas „Eßsucht", die in keinem politischen Zusammenhang stand und bei der Begriffe wie das Verhältnis zwischen Patriarchat und westlicher Gesellschaft mit der Familie als Lynchinstanz nicht auf dem Programm standen. Ich fühlte mich nicht wohl bei der Sache, doch hielt ich mich an den Slogan, daß alles Persönliche auch politisch ist.

Vielleicht wäre ich gar nicht wieder hingegangen, doch durch etwas fühlte ich mich angezogen. Trotz meines Unbehagens und dem Bedürfnis, mich mit den anderen Frauen zu vergleichen, verschaffte mir die Zugehörigkeit zu einer Gruppe von Frauen, dikken und dünnen, die alle eßsüchtig waren, eine ungeheure Erleichterung. Das Problem war beim Namen genannt worden und vielleicht sollte mir das gar nicht so peinlich sein. In den letzten Jahren waren für mich Gespräche über sehr persönliche Dinge in den Selbsterfahrungsgruppen zur Selbstverständlichkeit geworden, und plötzlich gefiel es mir sehr, daß Carol auf diese Weise mit uns über ein Thema diskutieren wollte, das so heikel und privat war.

Nach einem halben Jahr verließ ich die Gruppe. Ich betrachtete mich nicht länger als Eßsüchtige und hatte ein Gewicht erreicht, mit dem ich zufrieden war. Dieses Gewicht lag wesentlich höher, als ich es mir in meinen Twiggy-Phantasien bisher immer vorgestellt hatte. Das Essen flößte mir keine Angst mehr ein, und ich fühlte mich in meinem Körper wohl. Dieses Bewußtsein überrascht mich immer wieder, so qualvoll waren für mich die zehn Jahre gewesen, in denen ich zwischen Hungerkuren, Eßgelüsten und Selbstverachtung hin- und hergerissen gewesen war. Was war also in den Gruppen abgelaufen, damit es zu einer solchen Wandlung kam? Es war sehr viel passiert!

Wir hatten das Modell der Frauenselbsterfahrungsgruppen angewandt, und nach und nach teilten wir uns gegenseitig unsere Gefühle über unsere Körper, unsere Attraktivität, Ernährung, Eßgewohnheiten, Dicksein, Schlanksein und Kleidung mit. Wir gingen detailliert auf unsere Erfahrungen mit Abmagerungskuren ein und tauschten Schauergeschichten über Ärzte, Psychiater, Diätorganisationen, Gesundheitsfarmen und Fastenkuren aus. Aus unseren eigenen Erfahrungen war uns klargeworden, daß alle unsere früheren Versuche, das richtige Körpergewicht und die richtige Figur zu erreichen zum Scheitern verurteilt gewesen waren. Wir fragten uns, warum eine Korrektur unserer Körper für uns so wichtig gewesen und was so erstrebenswert daran war, ein ganz bestimmtes Aussehen zu haben, daß wir deswegen alle abnehmen wollten und uns das auch -zigmal gelungen war. Wir konnten nicht verstehen, wieso wir „es" uns nicht vom Leibe halten konnten; wieso „es" sich jedesmal, wenn wir das Ziel fast erreicht hatten, wieder anschlich, oder weshalb wir alle immer unsere Diätkuren abbrachen. Warum waren wir so geplagt durch unser Körpergewicht und unsere Figur?

Wir stellten neue Fragen, und es fielen uns neue Antworten ein. Unsere Selbsthilfegruppe kam zu einem Zeitpunkt zusammen, als die von der Frauenbewegung freigesetzte Energie wie ein Initialfunke wirkte, so daß wir eine ganz neue Einstellung zu Ansichten bekamen, die wir bisher nicht in Frage gestellt hatten. Durch die Kreativität in der Frauenbewegung wurde der Nährboden bereitet, in dem feministische Vorstellungen und Ideen, die aus unzähligen Selbsterfahrungsgruppen, aus Sternmärschen und Demonstrationen, aus organisierten politischen Aktionen hervorgegangen waren, immer wieder neu Anwendung fanden und sich als fruchtbar erwiesen. Eßsucht war einer der Anwendungsbereiche.

Eßsucht ist mit sehr viel Kummer verbunden und hat, oberflächlich betrachtet, etwas Selbstzerstörerisches. Als Feministinnen sind wir dieser Bezeichnung gegenüber skeptisch. Als Feministinnen haben wir gelernt, daß Handlungen, die selbstzerstörerisch zu sein scheinen, sich fast immer als eine Art der Anpassung erweisen, als Versuche, mit der Welt zurechtzukommen. In unserer Gruppe stellten wir unsere häufig mit Vehemenz vertretenen Ansichten über Diätkuren und Schlanksein auf den Kopf. Carol brachte uns wieder ihre Freundin in Erinnerung, die ohne Diätkur abgenommen hatte. Ganz allmählich und unserer Sache noch nicht sehr sicher, hörten wir mit unseren Diätkuren auf. Es passierte nichts Schreckliches. In mir brach keine Welt zusammen. Carol stellte die zentrale Frage, ob wir vielleicht gar nicht schlank werden wollten. Diese Unterstellung wies ich sofort weit von mir. Natürlich wollte ich schlank werden. Dann wäre ich ... In den

Pünktchen lag die Antwort. Die, die ich sein würde, wenn ich schlank wäre, war jemand anders als die, die *ich* jetzt war. Ich entschloß mich dazu, nicht abzunehmen, es lohnte sich nicht. Du wirst noch öfter von Männern belästigt und als Sexualobjekt betrachtet. Nein, ich wollte ganz sicher nicht schlank werden ... Ich fand einen politischen Grund dafür – ich hatte nicht vor, wie in den Modezeitschriften auszusehen; ich war ein Beatnik und würde eben wohlgenährt aussehen. Ich wurde gelassen, aß worauf ich Lust hatte und zog an, was meiner Stimmung entsprach. Ich kam mir sogar ein bißchen erhaben vor. Ich überging die Diätseiten in den Zeitungen, ich genoß die verschiedenen Eßphasen, die ich durchlief, und ich ging mit wachsendem Selbstvertrauen durch die Straßen. Doch die Pünktchen beschäftigten mich. Wieso hatte ich Angst vor dem Schlanksein? Alle Dinge, vor denen ich Angst hatte, kamen mir zu Bewußtsein. Ich setzte mich mit ihnen auseinander, wobei ich mir immer die Frage stellte, inwiefern mir in bestimmten Situationen das Dicksein nützen würde. *Was* würde mir mehr Schwierigkeiten bereiten, wenn ich schlank wäre? In dem Maße, wie das Bild, das ich von meinem dicken Ich hatte, mit dem meines schlanken Ichs verschmolz, begann ich abzunehmen. Ich war sehr froh darüber, daß ich ein Gewicht erreichen konnte, mit dem ich mich wohlfühlte, ohne dauernd ans Essen denken zu müssen. Ich schwor mir, daß ich es nicht länger verantworten würde, mir das Essen vorzuenthalten, auf das ich Appetit hatte. Mir war etwas ganz Wesentliches klargeworden – schlank konnte ich dieselbe Frau sein, die ich dick gewesen war. Erleichtert und zufrieden verließ ich die Gruppe. Wir hatten gemeinsam eine Theorie und praktische Anwendungen entwickelt, die wirklich Erfolg hatten. Carol und ich machten weiter und halfen anderen Frauen bei der Bewältigung dieses Problems. Wir leiteten Gruppen an. Wir wurden Therapeutinnen und arbeiteten fünf Jahre lang mit Frauen, einzeln und in Gruppen zusammen.

Dieses Buch soll unsere Arbeit vermitteln. Ich schildere hier aus meiner Sicht die Erfahrungen, die ich in der ersten Gruppe und dann in den folgenden Gruppen und mit den einzelnen Frauen bei der Lösung des Problems Eßsucht gemacht habe. Dadurch waren dem Inhalt des Buches notwendigerweise Grenzen gesetzt. Es ist nicht umfassend genug, um das Problem der Eßsucht in seiner Gesamtheit zu behandeln, doch werden hier Bereiche angesprochen, die von anderen ausgelassen werden, die sich ebenfalls mit diesem Gebiet beschäftigen. Die Beobachtungen und Einsichten stammen von Frauen in Amerika, Kanada und England. Alle sind weiß und zwischen siebzehn und fünfundsechzig Jahren alt. Es sind Großmütter und alleinlebende Frauen darunter. Die Frauen stammen aus Arbeiterfamilien, aus der Mittelschicht und der oberen Mittelschicht. Ich wäre sehr froh, wenn dieses Buch für einen größeren Kreis von Nutzen wäre, besonders auch für schwarze Frauen und Frauen aus den lateinamerikanischen Ländern, doch ist mir klar, daß sie einen ganz anderen Erfahrungsbereich haben, als die Frauen, mit denen diese Ideen entwickelt worden sind. Deshalb haben die Themen, die hier angesprochen werden, für sie vielleicht keine so große Bedeutung.

Das Problem der Eßsucht ist von zahlreichen Leuten, u.a. von Psychiatern, Psychoanalytikern, Psychologen, Ärzten, Ernährungsexperten und Endokrinilogen (1) untersucht worden. Die vorherrschende Einstellung besteht im allgemeinen darin, entweder die damit einhergehende Korpulenz zu beheben oder die Ursache des Kummers, der zur Eßsucht geführt hat, zu behandeln. Was Eßsucht eigentlich ist, wurde bisher noch nie genau definiert, doch für mich und für die Frauen, mit denen ich zusammengearbeitet habe, bedeutete sie folgendes:

Essen, wenn du gar keinen Hunger verspürst.
Das Gefühl der Willenlosigkeit gegenüber Nahrungsmitteln, das entweder durch Hungern oder durch maßloses Essen unterdrückt werden kann.
Sehr viel Zeit damit zu verbringen, über Essen und Dicksein nachzudenken und sich Sorgen darüber zu machen.
Die neueste Diät nach wichtigen Informationen zu durchleuchten.
Ein Unbehagen dir selbst gegenüber, weil du dich für völlig unbeherrscht hältst.
Ein großes Unbehagen deinem eigenen Körper gegenüber.

Unsere Einstellung bestand darin, Eßsucht sowohl als Symptom als auch als Problem an sich zu betrachten. Ein Symptom ist es insofern, als eine Eßsüchtige nicht weiß, wie sie mit den Gründen für dieses Verhalten umgehen soll und sich aufs Essen stürzt. Andererseits ist das Eßsucht-Syndrom so komplex und kostet soviel Energie, daß es auch unmittelbar als eigenes Problem behandelt werden muß. Wir beschäftigen uns deshalb mit beiden Aspekten. Wir untersuchen das Symptom und nehmen ihm das Geheimnisvolle. So können wir herausfinden, was in dem Wunsch, dick zu sein, in der Angst vor dem Schlanksein und dem Drang, uns vollzustopfen und zu hungern wirklich zum Ausdruck kommt. Gleichzeitig versuchen wir, direkten Einfluß zu gewinnen, damit sich die Einstellung und das Verhalten gegenüber Essen ändern können. Die zugrunde liegenden Probleme müssen zu Tage befördert und richtig eingeschätzt werden, eine Lösung ist nicht unbedingt notwendig.

Es geht darum, nie die gesellschaftlichen Zusammenhänge aus den Augen zu verlieren, die dazu führen, daß Frauen bei ihren Anpassungsversuchen an den sexistischen Druck, unter dem wir leben müssen, eßsüchtig werden.

Wir sind uns klar darüber, daß die gegenwärtige Schlankheitsbesessenheit eine ziemlich neue Erscheinung ist und sich auf die westlichen Länder beschränkt, in denen offensichtlich keine Lebensmittelknappheit herrscht. Die Nahrungsmittelproduktion in diesen Ländern befindet sich zum großen Teil in den Händen multinationaler Konzerne. (2) Sie beherrschen den gesamten Markt, angefangen bei Nahrungsmitteln mit „hochwertigen Eiweißen" und „vielen Vitaminen" über „nährstoffreiche naturbelassene" Lebensmittel bis hin zu Diätbonbons, Marmeladen, Eis, Milch und Erfrischungsgetränken. Frauen, die wichtigsten Abnehmerinnen für Nahrungsmittel, finden ein scheinbar riesiges Angebot vor. Für das Wohl und die Gesundheit ihrer Familie müssen sie eine kluge Auswahl treffen. Gleichzeitig werden Frauen ständig mit Leitbildern für Schlankheit und Anmut konfrontiert und bekommen Ratschläge über vernünftige Ernährung, damit sie abnehmen und glücklich sein können. Von diesem allgemeinen Schlankheitswahn sind sowohl Frauen als auch Männer betroffen, und es kommt häufig vor, daß Leute Abmagerungskuren machen, die kaum Übergewicht haben. Auf diese Weise setzt ein Kreislauf von Essensentzug und Eßsucht ein. Frauen sind für diese Abmagerungsforderungen besonders empfänglich, denn sie sind zur Anpassung an ein Frauenleitbild erzogen, bei dem Körperumfang und äußere Erscheinung eine große Rolle spielen. Uns wird beigebracht, daß wir uns sowohl anpassen als auch auffallen sollen – eine wirklich äußerst widersprüchliche Erwartung an uns.

In immer größerem Maße sind auch Männer ähnlichen Mechanismen ausgesetzt. Ich habe mit mehreren Männern zusammengearbeitet, jedoch nie den Versuch unternommen, eine Theorie darüber aufzustellen, inwiefern auch das Aussehen der Männer von Sexismus bestimmt ist.

Dieses ist ein Handbuch zur Selbsthilfe. Aber vielleicht werden auch Therapeutinnen diese Methode bei ihrer Arbeit mit Eßsüchtigen anwenden (3).

Ich wünsche allen Frauen, die unter dem Problem der Eßsucht leiden, daß die Erfahrungen, die andere Frauen gesammelt haben und die ich in diesem Buch weitergebe, ihnen weiterhelfen und sie ansprechen.

Susie Orbach
London 1978

# Einleitung

Übergewicht und Eßsucht gehören neben Sexualität heute zu den Hauptproblemen im Leben vieler Frauen. In Amerika leiden schätzungsweise 50 % aller Frauen an Übergewicht. In jeder Frauenzeitschrift gibt es einen Diätteil. Diätfachärzte und Spezialkliniken machen ein gutes Geschäft. Die Namen von Diätnahrungsmitteln gehören zu unserem alltäglichen Sprachgebrauch. Jede Frau möchte schön und körperlich fit sein. Doch während diese dauernde Beschäftigung mit Gewicht und Ernährung so normal geworden ist, daß sie uns immer selbstverständlicher vorkommt, bedeuten dick sein, sich dick fühlen und die Sucht, sich zu überessen, für die betroffenen Frauen eine wirklich einschneidende und leidvolle Erfahrung.

Das Dicksein isoliert und entwertet eine Frau. Beinahe zwangsläufig sind alle Erklärungen, die für das Dicksein angeboten werden, ein Hinweis auf das Unvermögen der Frauen selbst, ihr Gewicht, ihren Appetit und ihre Impulse unter Kontrolle zu halten. Frauen, die unter dem Problem der Eßsucht leiden, müssen eine doppelte Qual ertragen: sie fühlen sich nicht im Einklang mit der übrigen Gesellschaft und geben sich auch noch selbst die Schuld an allem. Die Zahl der Frauen, die Probleme mit ihrem Gewicht und ihrer Eßsucht haben, ist groß und nimmt ständig zu. Das seelische Leid, das mit diesen Problemen verbunden ist, und die Tatsache, daß all die vielen Lösungen, die den Frauen bisher angeboten wurden, nicht zum Erfolg führten, haben die Entstehung einer neuen Psychotherapie innerhalb der Frauenbewegung notwendig gemacht, die sich mit der Eßsucht auseinandersetzt. Diese neue Psychotherapie stellt ein feministisches Überdenken der traditionellen Psychoanalyse dar.

Ein psychoanalytischer Ansatz kann sehr viel zur Lösung von Problemen im Zusammenhang mit Eßsucht beitragen. Er gibt uns Methoden zur Erforschung der Ursachen solcher Probleme in frühen Erfahrungen an die Hand. Er zeigt uns, wie wir zu unserer Persönlichkeit als Erwachsene kommen, vor allem zu unserer Geschlechtsidentität – wie ein weiblicher Säugling ein Mädchen und dann eine Frau wird und wie ein männlicher Säugling ein Junge wird und dann ein Mann. Psychoanalytische Kenntnisse verhelfen uns zu einem Verständnis dessen, was Dickwerden und zuviel essen für jede einzelne Frau bedeutet, indem wir eine Erklärung für ihre bewußten und unbewußten Handlungen finden.

Ein Ansatz, der ausschließlich auf der klassischen Psychoanalyse basiert, ohne eine feministische Perspektive zu beinhalten, reicht jedoch nicht aus. Seit dem 2. Weltkrieg hat die Psychiatrie unglücklichen Frauen im großen und ganzen vermittelt, daß sich ihre Unzufriedenheit aus dem Unvermögen herleitet, die „ödipale Konstellation" aufzulösen. Übergewicht bei Frauen ist als ein Symptom von Zwanghaftigkeit im Zusammenhang mit Loslösung-Selbstfindung, Narzismus und unzureichender Ich-Entwicklung diagnostiziert worden. (1) Übergewicht wird als Abweichung angesehen und als gegen den Mann gerichtet. Übermäßiges Essen und Korpulenz sind auf Charakterfehler zurückgeführt worden und wurden nicht als Ausdruck leidvoller und unverarbeiteter Erfahrungen verstanden. Und anstatt zu versuchen, die unangenehmen Gefühle der Frauen gegenüber ihrem Körper und dem Essen aufzudecken und sich damit auseinanderzusetzen, beschäftigen sich die Experten damit, herauszufinden, wie sie die Frauen zur Verringerung ihres Gewichtes bewegen können. Nachdem sich so die Psychiater, Analytiker und Psychologen als erfolglos erwiesen, suchten die Fachleute, die auf diesem Gebiet experimentieren, nach biologischen oder sogar genetischen Ursachen für Fettleibigkeit. Keiner dieser Ansätze zeigte überzeugende, gültige Resultate. Keiner hatte sich den Hauptproblemen der Eßsucht zugewandt, die ihre Wurzeln in der gesellschaftlichen Benachteiligung der Frauen haben. Eine feministische Perspektive zum Problem der Eßsucht bei Frauen ist Voraussetzung, wenn wir über den unwirksamen Schuld-hat-das-Opfer-Standpunkt (2) und das unbefriedigende Anpassungsmodell bei der Behandlung hinauskommen wollen. Während uns die Psychoanalyse nützliche Werkzeuge zur Erkenntnis der tiefsten Ursachen seelischer Leiden in die Hand gibt, hebt der feministische Standpunkt hervor, daß diese schmerzlichen persönlichen Erfahrungen aus dem sozialen Kontext herrühren, in den weibliche Kinder hineingeboren werden und in dem sie sich zu erwachsenen Frauen entwickeln. Die Tatsache, daß Eßsucht überwiegend ein Frauenproblem ist, läßt darauf schließen, daß sie etwas mit der Erfahrung zu tun hat, in unserer Gesellschaft eine Frau zu sein. Vom feministischen Standpunkt aus stellt das Dicksein einen Versuch das, sich von den gesellschaftlichen Geschlechtsstereotypen zu lösen. Dickwerden kann also als eine sehr eindeutige, entschlossene Handlung angesehen werden; es stellt, bewußt oder unbewußt, eine Herausforderung an die Festlegung auf eine geschlechtsspezifische Rolle und eine von Kultur und Gesellschaft definierte Erfahrung des Frauseins dar.

Fettleibigkeit ist ein gesellschaftlich bedingtes Leiden und deshalb ein Thema, mit dem wir uns als Feministinnen auseinandersetzen müssen. Fettleibigkeit hat nichts mit mangelnder Selbstbeherrschung oder mangelnder Willenskraft zu tun, sondern mit Schutz, Geschlecht, Genährtwerden, Stärke, Beschränkungen, Bemuttern, Substanz, Geltung und Wut. Sie ist eine Reaktion auf die Ungleichheit der Geschlechter. Durch das Fett drücken sich Erfahrungen, die Frauen heute machen, in einer Weise aus, wie sie selten untersucht und noch seltener behandelt werden. Während das Dickwerden an den Wurzeln der geschlechtsbedingten Unterdrückung nichts verändert, eröffnet eine Untersuchung der zu Grunde liegenden Ursachen oder unbewußten Motive, die zur Eßsucht bei Frauen führen, neue Behandlungsmöglichkeiten. Unser neuer therapeutischer Ansatz führt nicht wie die meisten Diätprogramme zu einer Verfestigung der durch die gesellschaftliche Unterdrückung bedingten Rollen, die bei den Frauen überhaupt erst zur Eßsucht geführt haben. Warum reagieren Frauen auf ihre gesellschaftliche Stellung mit Dickwerden?

Die gängige ideologische Rechtfertigung für die Ungleichheit zwischen den Geschlechtern baut auf dem Konzept der naturgegebenen Unterschiede zwischen Frauen und Männern auf. Nur Frauen können Kinder gebären und stillen, und das hat zur Folge, daß sich ein primäres Abhängigkeitsverhältnis zwischen Mutter und Kind entwickelt. Wenn diese biologische Fähigkeit auch den einzigen bekannten genetischen Unterschied zwischen Männern und Frauen darstellt (3), muß sie doch als Grundlage für die ungleiche Aufteilung zwischen Frauen- und Männerarbeit, -macht, -rollen und -erwartungen herhalten. Die Arbeitsteilung ist institutionalisiert worden. Da die Frau Kinder gebären und Nahrung spenden kann, ist sie auf die Versorgung und Erziehung der Kinder festgelegt worden. Diese Festlegung der Frauen auf die gesellschaftliche Rolle der Ehefrau und Mutter hat zahlreiche einschneidende Konsequenzen, die zum Problem des Dickseins beitragen. Erst muß eine Frau einen Mann haben, damit sie Ehefrau und Mutter werden kann. Einen Mann zu bekommen wird als ein beinahe unerreichbares und dennoch äußerst wichtiges Ziel dargestellt. Zu diesem Zweck muß die Frau sich selbst als einen Gegenstand betrachten, als einen Gebrauchsartikel, als Sexualobjekt. Ein großer Teil ihrer

Erfahrung und Identität hängt davon ab, wie sie sich selbst sieht und wie andere sie sehen. John Berger schreibt in *Ways of Seeing*: „*Männer* handeln und Frauen *setzen sich in Pose*. Männer schauen sich Frauen an. Frauen beobachten sich selbst dabei, wie sie angeschaut werden. Hierdurch werden nicht nur die meisten Beziehungen zwischen Männern und Frauen bestimmt, sondern auch die Beziehungen der Frauen zu sich selbst." (4)

Diese Betonung der äußeren Erscheinung als zentraler Aspekt im Leben einer Frau führt dazu, daß sie sich ständig ihrer selbst bewußt ist. Von ihr wird gefordert, daß sie sich ein Selbstimage zulegt, das anderen gefällt und attraktiv erscheint – ein Image, durch das sofort vermittelt wird, was für eine Frau sie ist. Sie muß sich selbst beobachten und bewerten, indem sie jede Einzelheit an sich genau unter die Lupe nimmt, so, als würde sie sich von außen beurteilen. Sie unternimmt den Versuch, sich entsprechend dem Frauenbild herzurichten, das ihr auf Reklametafeln, in Zeitungen, Zeitschriften und im Fernsehen präsentiert wird. Die Massenmedien zeigen Frauen entweder im Zusammenhang mit Sexualität oder im Kreise ihrer Familie und spiegeln damit die beiden Rollen wider, die für Frauen in Frage kommen, nämlich an erster Stelle Sexualobjekt und dann Mutter zu sein. Ihre Erziehung läuft darauf hinaus, daß sie sich durch ihr gutes Aussehen und ihr angenehmes Verhalten einen Mann zum Heiraten „angelt". Zu diesem Zweck hat sie attraktiv, sinnlich, erregend, aufreizend, jungfräulich, unschuldig, vertrauenerweckend, draufgängerisch, geheimnisvoll, kokett und schlank zu sein. Mit anderen Worten: sie bietet ihr Selbstimage auf dem Heiratsmarkt an. Wenn sie verheiratet ist, wird ihre Sexualität sanktioniert und für ihre materiellen Bedürfnisse wird gesorgt. Sie hat die erste Stufe ihres Frauseins erklommen.

Da Frauen dazu erzogen werden, sich außerhalb von sich selbst als Anwärterinnen auf einen Mann zu betrachten, werden sie Opfer der mächtigen Mode- und Diätnahrungsmittelindustrien, die erst die Idealbilder schaffen und dann die Frauen dazu bringen, diesen zu entsprechen. Die Botschaft ist laut und deutlich – der Körper einer Frau gehört nicht ihr selbst. So wie er ist, ist ihr Körper mangelhaft. Er muß schlank sein, von „überflüssigen Haaren" befreit, mit Deodorants besprüht, parfümiert und bekleidet. Er muß einem Ideal entsprechen. Durch die Sozialisation in der Familie und in der Schule lernen Mädchen, daß sie sich entsprechend zurechtmachen müssen. Und diese Tätigkeit hört nie auf, denn das Frauenideal verändert sich von Jahr zu Jahr. Anfang der 60er Jahre kamen sich Frauen nur dann akzeptabel vor, wenn sie knochig und flachbusig waren und lange glatte Haare hatten. Die erste Voraussetzung war nur durch konsequentes Hungern zu erfüllen, die zweite durch Bandagieren des Busens und die dritte durch Bügeln der Haare. In den frühen 70er Jahren waren dann lockige Haare und volle Brüste Mode. So, wie Kleidermoden in jeder Saison wechseln, sollen sich auch die Körper der Frauen entsprechend verändern. Dieses Jahr lang und mager, klein und zerbrechlich im nächsten – Frauen werden ständig durch Bilder der idealen Weiblichkeit manipuliert. Und diese Bilder haben enormen Einfluß, da sie als einzige Wirklichkeit dargestellt werden. Kümmert sich eine Frau nicht darum, geht sie das Risiko ein, Außenseiterin zu sein. Die Frauen werden zur Anpassung genötigt, sie sollen die Wirtschaft durch ständigen Konsum von Produkten und Kleidung ankurbeln, die sie wegen der sich in jeder Saison wieder ändernden Mode und des wechselnden Körperideals schon bald nicht mehr gebrauchen können. Im Hintergrund wartet schon eine Industrie mit Milliardenumsätzen darauf, ein neues Körperideal nach dem letzten Modetrend zu diktieren. Und so sind Frauen ständig mit dem Versuch beschäftigt, einem Standard zu entsprechen, der von außen bestimmt ist und einer dauernden Veränderung unterliegt. Und diese Vorbilder für Weiblichkeit werden von den Frauen als unwirklich, beängstigend und unerreichbar erlebt. Sie schaffen ein Bild, das von der Realität des alltäglichen Lebens der Frauen weit entfernt ist.

Eine Konstante, die in diesen Bildern immer wieder auftaucht, ist die Forderung, daß eine Frau schlank sein muß. Viele Frauen haben in der Eßsucht und dem Dicksein ein Mittel gefunden, mit dem sie ihre Vermarktung und Abstempelung zur Idealfrau vermeiden können: „Meine Fettschicht sagt 'leck mich am Arsch' zu allen, die von mir verlangen, die perfekte Mutter, Geliebte, Dienstmagd und Hure zu sein. Nehmt mich wie ich bin, nicht wie ich sein sollte. Wenn ihr wirklich an mir interessiert seid, dann kommt ihr durch die Schichten hindurch und könnt herausfinden, wer ich bin.“ So stellt Fettleibigkeit einen Ausdruck der Rebellion gegen die Machtlosigkeit der Frauen dar, gegen den Zwang zu einem bestimmten Aussehen und Verhalten, gegen die Beurteilung danach, ob sie ein perfektes Image von sich vorweisen kann.

So reagiert eine Frau also mit Dickwerden auf den ersten Schritt zur Erfüllung einer vorgeschriebenen gesellschaftlichen Rolle, die von ihr verlangt, daß sie sich an ein von außen aufgesetztes Bild anpaßt, wenn sie einen Mann bekommen will. Wenn sie dieses Ziel erreicht hat, wenn sie Frau und Mutter geworden ist, folgt der zweite Schritt.

Für eine Mutter gehen die Bedürfnisse der anderen vor, Mütter sind die unbezahlten Manager kleiner, äußerst wichtiger und komplexer Organisationen, die hohe Anforderungen an sie stellen. Sie haben zwar wahrscheinlich keinen Einfluß darauf, wie die Finanzen dieses Kleinbetriebes verteilt werden und enscheiden auch nicht über den Standort oder die größeren Ausgaben; ihre Aufgabe besteht in der Erledigung der täglich anfallenden Aufgaben. Die durchschnittliche Arbeiszeit einer Mutter beträgt zehn Stunden am Tag (achtzehn, wenn sie zusätzlich berufstätig ist), sie muß sich um den Einkauf und die Zubereitung der Nahrungsmittel kümmern, die Kleider der Kinder in Ordnung halten, sich um Spielsachen und Bücher kümmern und dafür sorgen, daß alles, was ihr Mann braucht, in Ordnung und an seinem Platz ist. Sie sorgt dafür, daß die Wohnung gemütlich und sauber ist; sie führt den familiären Terminkalender für soziale Kontakte und trifft alle Verabredungen mit Freunden und Verwandten; sie organisiert die Kinderbeaufsichtigung und chauffiert die Kinder in der Gegend herum. Wenn wir klein sind, werden wir alle umsorgt. Jedoch nur von den Frauen wird, wenn sie erwachsen sind, erwartet, daß sie nicht nur ihre Babies füttern und umsorgen, sondern auch ihre Ehemänner und erst ganz zuletzt sich selbst.

Diese Rolle bringt es mit sich, daß Frauen einem besonders großen Druck hinsichtlich der Ernährung und des Essens ausgesetzt sind. Nach der Geburt eines jeden Babys wird das Stillen oder die Flaschenernährung zum Hauptproblem. Eine Mutter wird oft so sehr verunsichert, daß sie an ihren Fähigkeiten zur Erfüllung dieser elementaren Aufgabe zweifelt. In der Klinik wird der Säugling nach jeder Mahlzeit gewogen, damit festgestellt werden kann, ob die Mutter genug Milch hat. Kinderärzte und Bücher über Kinderpflege bombardieren die jungen Mütter mit autoritären, einander widersprechenden Ratschlägen zum Beispiel über das Füttern nach Zeitplan gegenüber dem Füttern auf Verlangen, über die Zubereitung der Flaschennahrung oder über das Zufüttern mit fester Nahrung. Wenn ihre Kinder größer werden, wird sie immer wieder darauf hingewiesen, daß ihre Kenntnisse über Ernährung unzureichend sind. Die Nahrungsmittelindustrie, die alljährlich mit einem Riesenumsatz rechnen kann, gibt ihr Ratschläge, wann sie was wie zubereitet ihrer Familie zu essen geben soll. Sie wird von der Werbung umschmeichelt, die ihr einredet, sie müsse ihren Lieben ein nahrhaftes Frühstück, zwischendurch immer mal wieder einen leckeren Imbiß und reichhaltige Hauptmahlzeiten bereiten. Die Medien, die sich ausgiebig mit guter Haushaltsführung und insbesondere mit gutem Essen und richtiger Ernährung beschäftigen, setzen den Maßstab, mit dem die nie dem Ideal entsprechenden Leistungen einer Mutter gemessen werden. Da der Ernährung soviel Bedeutung beigemessen wird, ist das Zubereiten raffinierter Gerichte zu einem Spezialgebiet geworden. Eine Hausfrau sieht sich einer ganzen Liste von gegensätzlichen Geboten und Verboten gegenüber, und es ist eigentlich erstaunlich, daß unter diesen Bedingungen in der Küche überhaupt eine Mahlzeit zustande kommt. Kein Wunder, daß Frauen einfach das Vertrauen in ihre eigenen Impulse verlieren und nicht mehr wagen, bei der Ernährung ihrer Familie den eigenen Regungen zu folgen oder sich nach ihren eigenen Bedürfnissen zu richten, wenn sie selber essen. Frauen sorgen in dem Zeitabschnitt ihres Lebens, der der Kindererziehung gewidmet ist, ständig für den reibungslosen Tagesablauf im Leben anderer. Und dabei kommt ihnen niemals ernstlich der Gedanke, daß das eine Ganztagsbeschäftigung ist. Tagtäglich sind sie anderen bei der Verwirklichung ihrer Pläne behilflich. Indem sie ihre Kinder auf deren Rolle als zukünftige Arbeitskräfte vorbereiten und ihre Männer bei der Steigerung ihrer Produktivkräfte unterstützen, übernehmen sie die Aufgabe der Produktion und Reproduktion von Arbeitskräften. In dieser Eigenschaft sind sie ständig die Gebenden und erhalten keinerlei Anerkennung für die Dienste, die sie der Gesellschaft erweisen, so daß sie wenigstens in ihrem Wert bestätigt würden.

In der kapitalistischen Gesellschaft ist jeder durch seinen Beruf definiert. Geschäftsleute, Akademiker und Fachleute haben einen höheren Status als Leute, die in der Produktion oder im Dienstleistungsbereich arbeiten. Die Hausarbeit der Frauen fällt unter die Produktions- und Dienstleistungskategorie. Wenn ihre Arbeit auch oft als niedrige Arbeit bezeichnet oder bestenfalls für kreativ gehalten wird, wenn sie als leichte Arbeit abgetan oder als gottgegeben hochgehalten wird, so bleibt sie doch aus dem Produktionsprozeß ausgeklammert und ist abgewertet. Frauen als Gruppe haben viel weniger Möglichkeiten, sich zu äußern als die der gleichen

Gesellschaftsschicht angehörenden Männer. So unterdrückt Männer durch eine Klassengesellschaft auch sein mögen, sie haben doch mehr Macht als Frauen. Jeder Mann muß sich nach seinem Chef richten. Jede Frau muß abwarten, ob ihr Mann einverstanden ist. Im Alltag herrschen Männernormen und -ansichten. Frauen unterscheiden sich von normalen Menschen (den Männern), sie werden als „anders" (5) angesehen. Sie werden nicht als mit den Männern auf einer Stufe stehende Menschen akzeptiert. Sie werden von der Gesellschaft, in der sie aufwachsen, bei der Entwicklung ihrer eigenen Identität nicht unterstützt. Für die Frauen führt das zur Verunsicherung. Frauen werden auf die Rolle der Andersartigen festgenagelt, und trotzdem wird ihnen die Verantwortung dafür übertragen, daß andere ein produktives Leben führen können.

Da Frauen nicht als gleichberechtigt und gleichwertig akzeptiert werden, aber trotzdem von ihnen erwartet wird, daß sie all ihre Energie dem Leben anderer widmen, werden die Grenzen zwischen ihrem eigenen Leben und den Leben derer, für die sie sorgen, immer undeutlicher. Im Leben anderer aufgehen, anderen Nahrung geben und nicht wissen, wie sie sich Raum für ihre eigene Persönlichkeit verschaffen können, das sind Themen, mit denen Frauen sich häufig beschäftigen müssen. Mütter sind ständig die Gebenden und Nährenden für alle; die Bedürfnisse der anderen gehen immer vor. Kein Wunder, daß sie in Bezug auf ihre eigenen physischen Bedürfnisse unsicher sind und es gibt wohl auch nur wenige Anzeichen, die auf ihre persönlichen Sorgen hinweisen. Eine Möglichkeit, sich selber etwas zu geben und wiederaufzufüllen bietet das Essen. „Ich esse viel, weil ich dem, was täglich auf mich zukommt, gewachsen sein will. Ich kümmere mich um meine Familie, um meine Mutter und um alle, die jeden Tag bei mir aus- und eingehen. Durch dieses ständige Geben fühle ich mich leer und deshalb esse ich; um die Lücken zu füllen und damit ich die Kraft habe, weiterhin allen das zu geben, was sie brauchen." Das sich ansetzende Fett hat eine wichtige Funktion, denn es schafft den Raum, nach dem Frauen so sehr verlangen. Es stellt einen Versuch dar, die Antwort auf die Frage zu finden: „Wenn ich allen immer nur von mir gebe, wo fange ich dann an, und wo höre ich auf?" Wir wollen wichtig aussehen und wichtig sein. Wir wollen mehr Gewicht haben, als die Gesellschaft uns zugesteht. Wir wollen genauso viel Platz einnehmen wie das andere Geschlecht. „Wenn ich soviel wiege wie ein Mann, werde ich vielleicht auch so ernst genommen, wie ein Mann."

Was geschieht einer Frau, die der gesellschaftlichen Rollenerwartung nicht entspricht? Das Bild vom idealen Sexualobjekt und der unfehlbaren Mutter, das in unserer Gesellschaft vorherrscht, legt uns nicht nur auf eine unerfüllbare Rolle fest, sondern entspricht auch überhaupt nicht der Wirklichkeit im heutigen Leben vieler, vieler Frauen. Auch heute noch heiraten die meisten Frauen und haben Kinder. Aber viele bleiben auch nach der Heirat berufstätig, entweder aus der wirtschaftlichen Notwendigkeit heraus oder um aus ihrer Rolle auszubrechen. Frauen jonglieren dauernd mit den vielen verschiedenen Aspekten ihrer Persönlichkeit, die sie nur mit großem Energieaufwand unter diesen ungünstigen Bedingungen entwickeln und ausdrücken können. Das führt dazu, daß viele Frauen zunehmen, wenn sie erwachsen werden, damit sie nicht als Sexualobjekt betrachtet werden, und viele Frauen bleiben dann dick, weil sie so in den Augen anderer, die im weiteren Verlauf ihres Lebens für sie Bedeutung gewonnen haben, auch weiterhin geschlechtlich neutral beiben können. Auf diese Weise können sie erwarten, daß sie in ihrem Beruf außerhalb des häuslichen Lebens ernstgenommen werden. Für Frauen ist es ungewöhnlich, im Berufsleben ihrer Fähigkeiten wegen akzeptiert zu werden. Wenn sie abnehmen, d.h. wenn sie dem Bild der perfekten Frau immer ähnlicher werden, sind sie den Anzüglichkeiten ihrer männlichen Kollegen ausgesetzt. Wenn Frauen schlank sind, werden sie anzüglich behandelt: schlank = sexy = unfähig im Beruf. Und wenn eine Frau abnimmt, ist sie vielleicht selbst nicht in der Lage, Schlanksein von der sexuell aufgeladenen Atmosphäre um sich herum zu trennen, durch die gleichzeitig auch ihre Unfähigkeit definiert ist. Es ist schwierig, dem einen gesellschaftlich erwünschten Bild (schlank) zu entsprechen ohne auch das damit einhergehende Bild (sexuell aufreizende Frau) auszufüllen. „Wenn ich dick bin, habe ich das Gefühl von Selbständigkeit. Immer, wenn ich schlank bin, fühle ich mich wie eine Puppe behandelt, die nicht bis drei zählen kann."

Wir haben gesehen, auf welche Weise Fettleibigkeit als symbolische Abwehr gegenüber den Einschränkungen der Frauenrolle dient, eine Art der Anpassung, zu der viele Frauen bei dem Versuch eines unabhängigen, eigenen Lebens innerhalb der ihnen gesellschaftlich vorgeschriebenen Funktionen übergehen. Zu einem besseren Verständnis der Funktion, die Übergewicht und insbesondere übermäßiges Essen im Leben einzelner Frauen einnehmen, müssen wir den Vorgang untersuchen, der von Anfang an bei der Anerziehung ihrer sozialen Rolle stattfindet. Dieser Vorgang ist sehr komplex, und ironischerweise werden Frauen auf dieses Leben der Ungleichheit von anderen Frauen vorbereitet, die selber unter diesen Einschränkungen leiden – von ihren Müttern. Durch die feministische Sicht wird klar, daß durch Eßsucht in Wahrheit die komplexen Beziehungen zwischen Müttern und Töchtern zum Ausdruck kommen.

Wenn die Rolle der Frau in der Gesellschaft darin besteht, daß sie Mutter wird, so ist das Nähren – die Ernährung der Familie im weitesten Sinne – die Hauptaufgabe der Mutter. Im allgemeinen hat eine Frau auch nur innerhalb der Familie eine gewisse gesellschaftliche Macht. Aufgrund ihrer Fähigkeiten als Mutter und emotionaler Rückhalt für ihre Familie ist sie definiert und erhält ihren anerkannten Platz im Gesamtgefüge. Ein wichtiger Teil ihrer Rolle besteht für eine Mutter darin, ihrer Tochter entsprechend der Sozialisation durch die eigene Mutter zu einem reibungslosen Hineinwachsen in die gesellschaftliche Rolle der Frau zu verhelfen. Von ihrer Mutter lernt ein Mädchen, wer sie ist und wer sie sein kann. Die Mutter liefert ihr das Vorbild für weibliches Verhalten und lenkt das Verhalten der Tochter in bestimmte Bahnen.

Doch die Welt, mit der die Mutter ihre Tochter vertraut machen muß, ist eine Welt ungleicher Beziehungen zwischen Eltern und Kind, Autorität und Machtlosigkeit, Mann und Frau. Und das Kind wird dieser Welt der Machtverhältnisse durch die kleinste gesellschaftliche Einheit ausgesetzt, die selbst die vielleicht fundamentalsten Ungleichheiten produziert und reproduziert. Innerhalb der Familie wird in kleinen Mädchen ein Gefühl der Minderwertigkeit erzeugt. (6) Es ist offensichtlich, daß sich der Prozeß des Heranwachsens bei Jungen und Mädchen stark unterscheidet. Was jedoch weniger klar zu Tage tritt, ist der Umstand, daß die Mutter, um ihre Tochter auf ein Leben voller Ungleichheit vorzubereiten, alle Wünsche ihres Kindes unterdrückt, die darauf abzielen, daß sie ein starkes, autonomes, energisches und produktives menschliches Wesen wird, das eigene Entscheidungen trifft. Ein Mädchen wird von Anfang an dazu angehalten, sich mit diesem Bruch in ihrer Entwicklung abzufinden. Damit sie diesen Verlust wettmachen kann, wird sie dazu angeregt, für andere zu sorgen. Ihr Bedürfnis nach emotionalem Rückhalt und persönlichem Wachstum wird befriedigt, wenn es ihr gelingt, dieses Bedürfnis so umzuwandeln, daß sie anderen gibt.

Jungen dagegen werden dazu erzogen, daß sie diesen emotionalen Rückhalt als gegeben hinnehmen und lernen nicht, wie sie ihrerseits andere umsorgen und lieben können. Eine junge Frau, die das gesellschaftliche Ziel der Ehe erreicht hat, muß dann feststellen, daß sie ihr meistens weder das Umsorgtsein bietet, das ihr immer noch fehlt, noch eine Möglichkeit zur Unabhängigkeit und Selbstverwirklichung. Frau sein heißt unter einer ständigen Spannung leben, in der sie gibt, aber nichts bekommt; Mutter und Tochter, die in einen Vorgang verwickelt sind, der zu diesem Ergebnis führt, haben unweigerlich mit Zwiespältigkeiten, Schwierigkeiten und Konflikten zu kämpfen.

Vom Standpunkt der Mutter aus gesehen ist der Prozeß der Einführung ihrer Tochter in das Erwachsenendasein als Frau aus mehreren Gründen ambivalent. Einer der Gründe besteht im Problem der Unabhängigkeit. Die Mutter, die auf ein Leben vorbereitet ist, in dem sie die Gebende ist, sieht sich in ihren Fähigkeiten als Ernährerin und Erzieherin – die äußerst wichtig für den Erfolg in ihrer gesellschaftlichen Rolle sind – bestätigt. Sie möchte, daß sie gebraucht wird und hat ihre Erfüllung als „gute Mutter" gefunden, indem sie sich hingebungsvoll der Ernährung ihres Kindes gewidmet hat. So wollen Mütter, daß ihre Töchter sie verlassen und wollen es auch wiederum nicht. Sie wollen es, weil ihre Mutterrolle von ihnen fordert, daß sie ihre Töchter auf eine Unabhängigkeit, die irgendwann eintritt, vorbereiten: gelingt ihnen das nicht, haben sie als Mütter versagt. Andererseits kündigt ein Erfolg hierbei das Ende ihres Mutterseins an. Wir haben festgestellt, daß von den eingeengten Rollen, die Frauen in diesem Jahrhundert zugänglich sind, die Mutterschaft die einzige ist, in der sie anerkannte Macht haben. Ihr persönlicher Erfolg als Mutter führt deshalb zum Verlust ihrer Macht. Ihr persönlicher Erfolg endet in einer Sackgasse; er führt nicht dazu, daß eine neue Rolle entsteht, in der sie ebensoviel Macht hat.

Dieser Zwiespalt der Mütter kommt jedoch noch schmerzhafter insofern zum Ausdruck, als sie einerseits wollen, daß ihre Töchter so werden wie sie selbst, es andererseits aber auch nicht wollen. Wenn eine Tochter wie ihre Mutter wird, so findet dadurch wenigstens teilweise das Leben der Mutter Bestätigung. Das Leben der Mutter ist jedoch auch weiterhin ein Leben ohne Ansehen, und wenn die Tochter den Lebensstil ihrer Mutter übernimmt, ist dies nur eine Fortsetzung der Machtlosigkeit. Aus Liebe zu ihrer Tochter muß eine Mutter sich zwangsläufig für sie ein anderes Leben wünschen. Dennoch ist es möglich, daß Mütter zwiespältige Gefühle gegenüber den veränderten Möglichkeiten haben, die sich ihren Töchtern bieten und die ihnen verschlossen waren. Möglicherweise beneiden sie sie um diese Möglichkeiten und machen sich Sorgen um das Wohlergehen ihrer Töchter in einer Welt, von der sie wissen, daß sie Frauen gegenüber feindlich ist, gleichzeitig aber bereiten ihnen der Ehrgeiz und der Erfolg ihrer Töchter indirekt Befriedigung. Eine Mutter hat eine Mutter zu bleiben, eine Tochter dagegen kann nach außen Ehrgeiz entwikkeln und sich engagieren.

Betrachten wir nun diese Konflikte vom Gesichtspunkt der Tochter aus, so können wir feststellen, daß Töchter einerseits ihre Mütter verlassen, andererseits aber bei ihnen bleiben wollen. Wenn eine Tochter geht, bedeutet das für sie Unabhängigkeit, den Eintritt in die Welt, der ihre Entwicklung zur erwachsenen Frau signalisiert. Diese Selbständigkeit bringt jedoch Probleme mit sich. Wie wir gesehen haben, haben Frauen in dieser Welt noch nicht die Wahlmöglichkeit der Unabhängigkeit. Töchter haben ambivalente Gefühle gegenüber den Möglichkeiten, die ihnen diese Welt bietet; sie sind unzureichend auf die Wahrnehmung dieser Möglichkeiten vorbereitet, denn sie sind geprägt von der Kultur allgemein und von ihren Müttern.

Töchter identifizieren sich mit der Machtlosigkeit ihrer Mütter, zu der sie als Frauen in einer patriarchalischen Gesellschaft verurteilt sind. Sie sind dazu erzogen worden, es wie ihre Mütter zu machen. Und Töchter möchten sowohl dem Beispiel ihrer Mütter folgen als auch anders sein. Wenn sie sich auch mit ihren Müttern als Frauen, Gebende und Umsorgende identifizieren, haben sie vielleicht dennoch den Wunsch, ihr Frausein anders zu erleben. Indem sie geht und die ihr vorgeschriebene Frauenrolle hinter sich läßt, kann in der Tochter das Gefühl entstehen, daß sie ihre Mutter betrügt oder übertrumpft, dadurch, daß sie es „besser" macht. Vielleicht fühlt sie sich auf dem noch unbekannten Terrain nicht sehr sicher.

Außerdem kann eine Tochter, wenn sie sich mit der Machtlosigkeit ihrer Mutter identifiziert, ihre Rolle in der Sorge für ihre Mutter sehen, damit sie ihr die Liebe, die Aufmerksamkeit und das Interesse widmen kann, die sie nie bekommen hat. Sie wird zur Mutter ihrer Mutter. Ihr Gehen wird dadurch zu einem noch größeren Verrat.

Wie kommt es, daß sich diese Ambivalenzen und Konflikte in

der Mutter-Tochter-Beziehung durch Fettleibigkeit, beim Essen und Ernähren niederschlagen? Auf welche Weise bringt jede erwachsene Frau, die unter Eßsucht leidet, das, was sie mit ihrer Mutter erlebt hat, zum Ausdruck? Zweifellos spielt die Ernährung eine wichtige Rolle in der Beziehung von Mutter und Kind, egal ob Mädchen oder Junge. Innerhalb des ganzen Spektrums der Pflege- und Nährfunktionen, die von einer Mutter erwartet werden, ist das Füttern am fundamentalsten – es geschieht instinktiv. Mit der Muttermilch hat sie Nahrung für ihre Kinder. Im Grunde ohne daß sie bewußt etwas dazu unternehmen muß, während alle anderen Pflege- und Nährfunktionen, einschließlich der Befriedigung der emotionalen Bedürfnisse, erlernt werden müssen. Durch die Ambivalenz ihrer Tochter gegenüber kann ihre Bereitschaft, ihrer Tochter auf einfühlsame Weise sowohl physische als auch emotionale Nahrung zu liefern, geschwächt sein. Die erste Liebesbeziehung, die Mädchen und auch Jungen erleben, ist die zu ihrer Mutter, doch schon früh muß sich die Mutter in ihrer Unterstützung und Versorgung ihrer Tochter gegenüber bis zu einem gewissen Grad zurückhalten, damit sie rechtzeitig lernt, was Frausein bedeutet. Das hat ganz bestimmte Folgen. In *Was geschieht mit kleinen Mädchen* (7) stellt Elena Gianini Belotti eine Untersuchung über die Einstellungen und das Verhalten von Müttern an, wenn sie ihre Babies füttern. In einer Gruppe von Babies beiderlei Geschlechts waren 99 % der Jungen, aber nur 66 % der Mädchen gestillt worden. Mädchen waren bedeutend früher abgestillt worden als die Jungen, und die Zeit, die die Mütter mit den Mädchen beim Füttern verbrachten, war um 50 % geringer (beim Stillen und bei der Flaschenernährung bedeutete dies eine viel geringere Nahrungsmenge, als bei den Jungen). So werden also Töchter oft weniger gut, weniger aufmerksam und mit weniger Einfühlung gefüttert, als es ihren Bedürfnissen entspricht. Unzureichende und gefühllose körperliche Ernährung geht unbewußt mit unzureichender emotionaler Zuwendung einher.

Obwohl eine Mutter ihre Tochter unbewußt möglicherweise nicht gut genug ernährt, gibt sie das Füttern nur widerwillig auf. Da sie keine Alternative zu ihrer Rolle hat, können die Grenzen zwischen ihr und ihrem Kind außerhalb des Mutterleibs verschwimmen. Es kann sein, daß sie ihr Kind als ihr Produkt, als Besitz und als eine Erweiterung ihrer selbst ansieht. Deshalb ist es für die Mutter wichtig, daß sie die Kontrolle darüber behält, wieviel, was, wann und wie ihr Kind ißt. Für ihr eigenes gesellschaftliches Überleben muß sie diese anfängliche Abhängigkeit unterstützen.

Es kann zu einem großen Zwiespalt in Bezug auf das Ernähren und Umsorgen kommen. Eine Mutter muß darauf achten, daß sie ihre Tochter nicht überfüttert, was das Kind unersättlich und damit dick machen würde – ein furchtbares Schicksal für ein Mädchen. Sie muß dafür sorgen, daß das Kind gesund aussieht – gewöhnlich wird das mit einer gewissen Prallheit in Verbindung gebracht – und das Kind muß abhängig von ihr sein; denn wer wäre sie, wenn sie nicht als Mutter anerkannt würde? Gleichzeitig verabscheut sie jedoch auch diese Abhängigkeit, durch die sie angebunden ist, die sie erschöpft und davon abhält, ihre Energien für etwas anderes zu verwenden. Schließlich muß sie ihre Tochter auf ihre Rolle als Nährende und Umsorgende für andere – das zukünftige Kind ihrer Tochter, den Geliebten, den Ehemann oder die Eltern, vorbereiten. Sie muß ihrer Tochter beibringen, sich das Ernähren und Umsorgen anderer auf Kosten ihrer eigenen Entwicklung zur Aufgabe zu machen.

Für die Tochter ihrerseits können die eigenen Eßgewohnheiten, wenn sie sich vom Kind zur Frau entwickelt, eine symbolische Antwort auf den physischen und emotionalen Mangel sein, unter dem sie als Kind gelitten hat, ein Ausdruck der belasteten Vertrautheit mit ihrer Mutter. Wenn das Mädchen selbständiger wird, beginnt sie, sich selbst zu ernähren und sich ihr Essen selbst auszusuchen und entwickelt damit ein wachsendes Gefühl der Unabhängigkeit von ihrer Mutter. Doch dieser Bruch bedeutet einen Konflikt für die Tochter. Einerseits möchte die Tochter gerne ausziehen und für sich selber sorgen, andererseits kann diese Fähigkeit, sich selbst zu ernähren, den Eindruck erwecken, daß sie die Mutter ablehnt. Diese Ablehnung gewinnt wegen der gesellschaftlichen Beschränkungen der Frauenrolle in einer patriarchalischen Gesellschaft große Bedeutung. Wenn eine Mutter in ihrer Eigenschaft als Mutter nicht mehr gebraucht wird, was stellt sie dann dar? Die Tochter fühlt sich schuldig, wenn sie die einzige Rolle ihrer Mutter zerstört. Auf ihrer Suche nach emotionalem Rückhalt durch Beziehungen zu anderen erfährt die Tochter als Erwachsene auch weiterhin einen Mangel, denn ihr eigener Partner hat es sehr oft nicht gelernt zu geben. In ihrer Suche nach Liebe, Trost, Wärme und Rückhalt – nach dem nicht zu bestimmenden etwas, das es nie zu geben scheint – verfällt sie auf das Essen.

Zwanghaftes Essen wird zu einem Ausdrucksmittel für beide

Seiten dieses Konflikts. Durch übermäßiges Essen versucht die Tochter vielleicht, die Rolle ihrer Mutter zu überwinden, während sie ihrer Mutter gleichzeitig Vorwürfe macht, daß sie sie unzureichend ernährt hat; oder sie versucht, ein Gefühl der Identität mit ihrer Mutter aufrechtzuerhalten. Der symbolische Wert, den Essen und Fettleibigkeit in den Beziehungen zwischen Müttern und Töchtern darstellt, ist in unserer Kultur vielfach belegt. In Lady Oracle (8) z.B. stellt Margaret Atwood dar, wie die Tochter ihr Dicksein als Waffe im Kampf gegen ihre Mutter einsetzt. Wenn ihre Mutter Joan als Anreiz zum Abnehmen Geld für Kleidung gibt, kauft Joan absichtlich Sachen, die ihren Körperumfang betonen, und bringt es am Ende durch den Kauf eines limonengrünen Mantels erfolgreich dahin, daß ihre Mutter in Tränen ausbricht:

„Meine Mutter hatte nie in meiner Gegenwart geweint und ich war bestürzt, gleichzeitig aber auch über den Beweis meiner Macht, der einzigen, die ich hatte, hocherfreut. Ich hatte sie besiegt. Ich würde es nicht mehr zulassen, daß sie mir ihre Vorstellung über mein Aussehen aufdrängte, nach der ich schlank und schön war."

Und ebenso schleudert die Tochter in dem Film *Summer Wishes, Winter Dreams* ihrer Mutter entgegen, als diese sie wegen ihres Körperumfangs kritisiert, daß ihr Fett ihr eigenes ist, daß sie allein dafür verantwortlich ist, und daß es etwas ist, das ihre Mutter ihr nicht auch noch wegnehmen kann.

Frauen, die ihre Eßsucht im Zusammenhang mit den Beziehungen zu ihren Müttern untersucht haben, sind zu folgenden Erkenntnissen gelangt:

Mein Fett teilt meiner Mutter mit: „Ich bin von Bedeutung. Ich kann mich selbst beschützen. Ich kann mich in die Welt hinaus begeben."

Mein Fett teilt meiner Mutter mit: „Schau mich an. Ich bin durcheinander. Ich weiß nicht, wie ich allein zurechtkommen soll. Du kannst immer noch meine Mutter sein!"

Mein Fett teilt meiner Mutter mit: „Ich gehe ins Leben hinaus. Ich kann dich nicht mitnehmen, aber einen Teil von dir, mit dem ich verbunden bin, kann ich mitnehmen. Ich bin aus deinem Körper entstanden. Mein Fett ist mit dir verbunden. So kann ich dich trotzdem bei mir haben."

Mein Fett teilt meiner Mutter mit: „Ich verlasse dich, aber ich brauche dich immer noch. Mein Fett läßt dich wissen, daß ich eigentlich nicht in der Lage bin, für mich selber zu sorgen."

Für zwanghaft Essende hat Fettleibigkeit eine große symbolische Bedeutung, die im feministischen Kontext aufschlußreich ist. Fettleibigkeit ist eine Antwort auf die vielen Fälle von Unterdrükkung in einer sexistischen Kultur. Fettleibigkeit ist eine Möglichkeit „nein" zu Machtlosigkeit und Selbstverleugnung zu sagen, zur Einschränkung der Ausdrucksmöglichkeiten, die von Frauen ein bestimmtes Aussehen und Verhalten verlangt und zu einem Frauenbild, das sie auf eine bestimmte gesellschaftliche Rolle festlegt. Dicksein bedeutet Angriff auf die westlichen Ideale von weiblicher Schönheit, und durch jede „übergewichtige" Frau werden die Möglichkeiten der Medien unterlaufen, uns zu reinen Objekten zu machen. Fettleibigkeit ist auch der Ausdruck der Spannungen in der Mutter-Tochter-Beziehung, der Beziehung, die zur Feminisierung der Mädchen dienen soll. Diese Beziehung muß sich in einer patriarchalischen Gesellschaft als schwierig erweisen, denn sie fordert von den Müttern, die sowieso unterdrückt sind, daß sie als Lehrerinnen, Wegbereiterinnen und Erfüllungsgehilfinnen der Unterdrückung dienen, der ihre Töchter durch die Gesellschaft ausgesetzt sein werden.

Fettleibigkeit erfüllt zwar die symbolische Funktion der Zurückweisung der Methoden unserer Gesellschaft, durch die Frauen und ihre Beziehungen zueinander, besonders die problematische Beziehung zwischen Müttern und Töchtern, entstellt werden, doch das Fettwerden ist ein unglücklicher und unbefriedigender Versuch zur Lösung dieser Probleme. Es ist auf jeden Fall ein hoher Preis, den eine Frau zahlt, gleichgültig ob sie den gesellschaftlichen Erwartungen zu entsprechen versucht oder auf dem Weg zu einer neuen Identitätsfindung ist.

Wenn in diesem Bereich etwas nicht „in Ordnung" ist, dann können wir mit einer psychischen Unausgewogenheit und psychischen Reaktionen rechnen. Und es ist kaum etwas vorstellbar, das weniger „in Ordnung" ist als die Versuche einer patriarchalischen Kultur, die Wünsche eines Mädchens nach Kreativität und Ausdruckskraft zu unterdrücken und ihr fast ausschließlich restriktive, geschlechtsspezifische Tätigkeiten, Gedanken und Gefühle aufzudrängen. Die psychische Entwicklung ist auf die Vorbereitung für ein Leben in Ungleichheit angelegt, doch diese Zwangsjacke wird nicht widerspruchslos angenommen und führt unweigerlich zu einer „Reaktion". Psychische Störungen führen oft zu Veränderungen der physiologen Fähigkeiten: der Fähigkeit zu essen, zu schlafen, zu sprechen oder Spaß beim Lieben zu haben. Meiner

Meinung nach ist einer der Gründe für die Eßstörungen so vieler Frauen darin zu suchen, daß die Beziehungen zwischen der, die nährt und der, die genährt wird, zwischen Mutter und Tochter, mit Ambivalenz und Feindseligkeit belastet sind, was zwangsläufig zu Störungen und Rebellion führt.

Eine Untersuchung der symbolischen Bedeutung von Fettleibigkeit gibt uns einen Einblick in die Erfahrungen, die jede einzelne Frau in einer patriarchalischen Kultur macht. Fettleibigkeit stellt eine Anpassung an die Unterdrückung der Frauen dar und ist somit eine nur unbefriedigende persönliche Lösung und als politischer Angriff wirkungslos. Dieses Problem spricht unsere Eßsucht-Therapie an, und der Kontext, in dem sie in den folgenden Kapiteln entwickelt wird, ist ein feministischer Kontext.

## WAS BEDEUTET DICKSEIN FÜR ESSÜCHTIGE?

Viele Eßsüchtige spielen den Zusammenhang herunter, der zwischen ihren Eßgewohnheiten und ihrem Körperumfang besteht. Eine Eßsüchtige empfindet ihre Eßgewohnheiten oft als chaotisch, unkontrolliert, selbstzerstörerisch und als symptomatisch für ihre Willensschwäche. Vielleicht behauptet sie jedoch gleichzeitig, daß sie einfach gern eine Menge ißt und es ihr Spaß macht, soviel in sich hineinzuschlingen, und daß sie sich sehr wohl fühlen würde, wenn die Pfunde nicht wären. Einige Frauen sagen von sich, daß sie ganz zufrieden wären, wenn es doch nur eine Wunderpille gäbe, so daß sie essen könnten, soviel sie wollten und trotzdem ihr Idealgewicht hätten. Es gibt Frauen, die sich einer Dünndarmoperation unterzogen haben, um dies zu erreichen. Offensichtlich sehen also die Leute den Zusammenhang zwischen Eßsucht und Gewichtszunahme und versuchen, ihre Eßlust durch die verschiedensten Pläne zur Enthaltsamkeit auf ein Minimum zu beschränken, damit sie nicht zu dick werden.

Geht man davon aus, daß der Teufelskreis von Eßsucht und strenger Diät durchbrochen werden soll, so wird das Entscheidende an diesem Zusammenhang jedoch von den Eßsüchtigen selbst und auch von denen, die ihnen helfen wollen, häufig übersehen oder mißverstanden. Entscheidend ist, daß Eßsucht mit dem Wunsch verbunden ist, dick zu werden. Das scheint nun nicht sehr einleuchtend zu sein und ist vielleicht schwer verständlich. Es ist jedoch äußerst wichtig, daß wir diesen Gesichtspunkt miteinbeziehen, wenn wir das ziemlich festgefahrene und anscheinend sehr merkwürdige Verhältnis der Eßsüchtigen zum Essen verstehen wollen.

Wenn wir erkennen, daß durch Eßsucht der Wunsch nach mehr Umfang zum Ausdruck kommt, können wir für viele Dinge eine Erklärung finden, und es ergibt sich die Möglichkeit der Befreiung aus dieser Abhängigkeit vom Essen.

Essen aus Sucht wird zu einer sehr, sehr quälenden und peinlilichen Handlung. Hinter der Selbstironie und der eigenen Mißbilligung verbirgt sich eine Person, die fürchterlich leidet. Ein großer Teil ihres Lebens dreht sich um Essen, darum was sie essen kann und was nicht, was sie essen wird oder nicht essen wird, was sie gegessen hat oder nicht gegessen hat und wann sie wieder essen wird oder nicht essen wird. Typisch ist, daß sie keinen einzigen Bissen übriglassen kann und den ganzen Tag ißt, während der Mahlzeiten und zwischen den Mahlzeiten, auch nachts. Sie ißt meistens heimlich oder mit gleichgesinnten Freundinnen, wogegen sie bei Mahlzeiten mit Außenstehenden als Diätexpertin auftritt und für ihre Enthaltsamkeit viel Bewunderung erntet. Wenn sie Appetit auf Kuchen hat, geht sie in eine Konditorei und tut so, als wäre die Käsetorte, die sie kauft, für ihre Tochter oder eine Freundin bestimmt. Sie läßt sich den Kuchen einpacken und wagt ihn erst zu essen, wenn sie sicher sein kann, daß sie von niemandem ertappt wird. Oder sie kauft sich Bonbons und vergräbt sie in ihrer Tasche, um sich dann unterwegs verstohlen eines nach dem anderen in den Mund zu stecken. Diese Eßbesessenheit ist mit sehr viel Abscheu gegenüber sich selbst, mit Widerwillen und Peinlichkeit verbunden. Diese Gefühle entstehen aus der Erfahrung der Willenlosigkeit gegenüber Essen, und Eßsüchtige versuchen alles Mögliche um sich zu beherrschen. Viele sind der Meinung, daß alles in Ordnung ist, wenn sie nicht in Versuchung geraten können. Frauen, die unter Eßsucht leiden und allein leben, haben deshalb in ihrem Haushalt nur ganz kalorienarme Nahrungsmittel. In ihrer Küche, in der es nur Magermilch, Magerjoghurt, Hüttenkäse, Diätsprudel und Diätmarmelade, die richtiges Essen vortäuschen sollen, gibt, sieht es fast klinisch aus.

Alison, eine 29-jährige Zoologin, hat uns über die Fallgruben in ihrem System berichtet, das darin bestand, keine leckeren Sachen im Haus zu haben. Sie war mitten in der Nacht aufgewacht und hatte große Lust auf Essen. Sie hatte den ganzen Abend Sachen in sich hineingegessen, so daß wirklich absolut nichts mehr außer ein paar trockenen Haferflocken im Haus war. Während der letzten Wochen hatte sie immer wieder an die selbstgebackenen Schokoladenplätzchen gedacht, die sie für Greg, ihren Nachbarn in der Wohnung über sich, gebacken hatte. Greg war verreist und Alison wußte, daß noch Kekse da waren, denn sie hatte beim Blumengießen die Keksbüchse auf dem Küchenregal gesehen. Sie stand auf, holte die Schlüssel, ging in seine Wohnung, fand die Kekse und aß sie alle auf. Einer oder zwei wären nicht genug gewesen, hätte sie mehrere gegessen, dann hätte Greg es bei seiner Rückkehr gemerkt. Alisons Lösung dieses Problems bestand darin, daß sie in seiner ungeheizten Wohung die ganze Dose leeraß, in der Hoffnung, daß er sich nicht mehr an die Kekse erinnern würde, wenn er zurückkam.

Wenn eine Frau, die unter Eßsucht leidet, mit anderen zusammenlebt, finden sich in der Küche meistens eine Menge leckere Sachen, die sie sich versagt oder glaubt, sich versagen zu müssen. Die 55-jährige Helen, Mutter von zwei Kindern, versucht seit dreißig Jahren, ihr Gewicht zu halten und hat einen solchen Horror vor den Nahrungsmitteln in ihrem Haushalt, daß sie mit ihrem Mann die Abmachung getroffen hat, er soll die Küchentür nachts abschließen. Sie hat eine Kaffeemaschine am Bett und Stangensellerie und Möhren auf Eis daneben. Sie hat nur Zutritt zur Küche, wenn sie das Essen kocht und Diätmahlzeiten ißt. Ihre Situation ist ein Extrembeispiel für das, was viele Eßsüchtige durchmachen, wenn sie der Versuchung durch Nahrungsmittel zu widerstehen versuchen.

Helen hat ihren Mann in ihr Problem eingeweiht, für Alison jedoch war es von größter Wichtigkeit, daß niemand von ihren Eßgewohnheiten erfuhr. Viele Frauen, die unter Eßsucht leiden, finden die Vorstellung unerträglich, daß andere meinen, sie seien so dick, weil sie zuviel essen. Sie können es nicht ertragen, daß andere einen Zusammenhang zwischen der Menge, die jemand ißt und dem Körperumfang herstellen. Das erklärt teilweise die Enthaltsamkeit, die Eßsüchtige nach außen hin demonstrieren. Es gibt jedoch auch Frauen, die eine völlig andere Einstellung haben. Eine neue, vielbeschriebene Methode zur Gewichtskontrolle besteht darin, die Kiefer mit Draht zu verschließen. Die Frauen, die an dieser Behandlung teilgenommen haben, waren extrem übergewichtig – sie wogen über 100 kg. In der Zeit, in der ihre Zähne mit Klammern versehen und mit Draht verbunden sind, ernähren sie sich von Flüssigkeiten. Die Klammern werden einmal pro Woche geöffnet, damit sie sich die Zähne putzen können.

So extrem diese verschiedenen Methoden zur Problemlösung auch sein mögen, sie veranschaulichen jedoch, wie verzweifelt viele Eßsüchtige sind, und es wird klar, daß Essen aus Sucht eine sehr lästige und peinliche Handlung ist, die sich nur schwer abgewöhnen läßt. Wenn Menschen sich durch ihre Handlungen wiederholt

Schaden zufügen, so fragen wir uns nach den Gründen, weshalb sie das tun. Wenn wir ein solches Verhalten zum Beispiel einfach als selbstzerstörerisch bezeichnen, so trägt das nicht zum Verständnis der Ursachen für Eßsucht bei, sondern wir fällen ein Werturteil, und das liefert einen weiteren Anlaß für die selbstmißachtende Haltung der Eßsüchtigen. Nur ein Sichgehenlassen beim Essen oder ein neuer Diätplan können ihr dann Erleichterung verschaffen. Wir haben die Erfahrung gemacht, daß die Gründe für eine Angewohnheit – in diesem Fall Eßsucht – genau untersucht werden müssen, bevor sie aufgegeben werden kann.

Dicksein ist, wie ich schon in der Einführung sagte, eine sehr entschlossene und beabsichtigte Handlung, die mit der Stellung der Frau in der Gesellschaft zu tun hat. Bevor eine Frau von der Eßsucht loskommen kann, muß herausgefunden werden, was für eine Bedeutung das Dicksein für sie hat. Wenn sie ihre Eßgewohnheiten aufgibt, wird sich ihr Gewicht mit Sicherheit niedriger einpendeln. Damit sie sich mit diesem neuen Gewicht und, was noch wichtiger ist, mit ihrem neuen Körperumfang wohlfühlt, muß sie erkennen, weshalb für sie vorher das Dicksein so wichtig war und warum sie sich so sehr mit Essen beschäftigt hat. Wenn sie erkennen kann, in welcher Weise ihre Fettschicht ihr dienlich war, kann sie sie aufgeben.

In diesem Kapitel werde ich sechs wichtige Schritte beschreiben, die wir in den eingangs beschriebenen Gruppen ausführen:

1. Aufzeigen, daß Eßsüchtige ein Interesse daran haben, dick zu sein.
2. Klarmachen, daß dieses Interesse hauptsächlich unbewußt ist.
3. Durch bestimmte Übungen kommt dieses Thema den Frauen zu Bewußtsein.
4. Wenn das Interesse am Dicksein erkannt worden ist, kann die Bedeutung für jede einzelne Frau untersucht werden.
5. Dann fragen wir, ob die Fettschicht tatsächlich die erwartete Funktion erfüllt.
6. Wir helfen jeder Frau dabei, daß sie sich die Eigenschaften wieder selbst zuschreibt, die sie vorher mit ihrer Fettschicht in Verbindung gebracht hat.

Da Fettleibigkeit in unserer Kultur so negativ bewertet wird, ist es sicherlich sehr schwer vorstellbar, daß jemand Interesse haben kann, dick zu sein.

Dicksein heißt in die U-Bahn einsteigen und nicht wissen, ob du auf den freigewordenen Sitzplatz paßt.

Dicksein heißt, daß du dich mit allen Frauen vergleichst und nach denen Ausschau hältst, deren Fett dich beruhigen kann.

Dicksein heißt, daß du ständig unternehmungslustig und gutgelaunt bist, damit du deine angeblichen Schwächen wettmachst.

Dicksein heißt, daß du Einladungen zum Schwimmen oder zum Tanzengehen ablehnst.

Dicksein heißt, daß du an der modernen Massenkultur nicht teilhaben kannst, von Mode, Sport und Freizeitbeschäftigungen ausgeschlossen bist.

Dicksein bedeutet, daß du selbst und deine Freunde ständig in Verlegenheit gebracht werden.

Dicksein heißt, daß du dich unwohl zu fühlen beginnst, wenn jemand mit einem Fotoapparat auftaucht.

Dicksein heißt, daß du dich deiner Existenz schämst.

Dicksein heißt, daß du mit dem Leben warten mußt, bis du schlank bist.

Dicksein heißt, daß du anspruchslos bist und keine Bedürfnisse hast.

Dicksein heißt, daß du ständig versuchst, abzunehmen.

Dicksein heißt, daß die Bedürfnisse anderer wichtiger sind als deine eigenen.

Dicksein bedeutet, daß du niemals nein sagen kannst.

Dicksein heißt, daß du für jedes Versagen eine Entschuldigung hast.

Dicksein heißt, immer ein wenig anders sein.

Dicksein bedeutet, daß du auf den Mann wartest, der dich trotzdem liebt, den Mann, der sich durch alle deine Schichten seinen Weg zu dir bahnt.

Dicksein heißt heutzutage, daß dir deine Freundinnen die Erkenntnis anvertrauen: „Männer sind gar nicht das Wahre", ehe du überhaupt die Möglichkeit hattest, das selber herauszufinden.

Eine dicke Frau möchte sich verstecken. Paradoxerweise ist es ihr Los im Leben, daß sie dauernd auffällt.

Diese gängigen Vorstellungen vom Dicksein treffen zwar zu, geben aber die Erfahrungen einer Eßsüchtigen nur unvollständig wieder. Dicksein hat eine positive Seite, mit der wir uns auseinandersetzen müssen. Ich behaupte nicht, daß der Wunsch, dick zu sein, bewußt besteht. Ich bin der Meinung, daß sich die meisten dessen größtenteils gar nicht bewußt sind, und es ist nicht einfach, dieses Problem auf abstrakter Ebene zu diskutieren. In den Gruppen machen wir folgende Übung, damit uns klar wird, in welcher Hinsicht Dicksein für uns von Bedeutung ist. Schließe zehn Minuten lang deine Augen und laß dir von jemandem die folgende Phantasieübung vorlesen:

*Stell dir vor, daß du mit Leuten zusammen bist ... in der Arbeit, zu Hause, auf einer Party, wo du willst ... achte darauf, was du anhast ... ob du sitzt oder stehst ... mit wem du sprichst oder zusammen bist ... Nun stell dir vor, daß du immer dicker wirst, in derselben Situation, mit den selben Menschen ... du bist jetzt schon ziemlich dick. Wie fühlst du dich? ... Achte darauf, was du anhast ... ob du sitzt oder stehst ... Achte bei dieser Situation auf alle Einzelheiten ... Wie kommst du mit den Leuten, die da sind, zurecht? ... Hast du etwas mit ihnen zu tun oder fühlst du dich ausgeschlossen? ... Mußt du dir mehr Mühe geben als vorher oder weniger? ... Versuche jetzt, ob du irgendeine Botschaft feststellen kannst, die dein dickes Ich allen übermitteln will ... Kannst du irgendeinen Zweck feststellen, den die Fettschicht für dich erfüllt? ... Ergeben sich für dich in dieser Situation irgendwelche Vorteile? ...*

Wenn wir diese Übung in den Gruppen machen, erhalten wir eine Vielzahl von Reaktionen, und viele fallen wie erwartet aus. Dazu gehört zum Beispiel, daß sich jemand wie ein buntes Huhn, eine Mißgeburt, eine Außenseiterin oder eine Null fühlt oder daß sie annimmt, jeder, der sich mit ihr abgibt, tut dies aus Mitleid oder weil er selbst völlig aus dem Rahmen fällt. Aber was viel bezeichnender ist: die Frauen wurden auch auf andere Bedeutungen aufmerksam, die die Fettschicht für sie hat. Bei einigen rief die Phantasieübung Gefühle von Selbstvertrauen und Bedeutung hervor, als würde die Fettschicht gleichbedeutend mit tatsächlicher Stärke sein. Für andere stellte die Fettschicht Sicherheit dar, indem sie eine Entschuldigung für jeden Mißerfolg liefern konnte; da sie sich ständig mit ihren Figurproblemen beschäftigten, mußten sie sich nicht mit anderen möglichen Problemen in ihrem Leben auseinandersetzen. Einige Frauen fühlten sich durch ihr Dicksein geschützt, weil es sie vor dem Verausgaben ihrer Gefühle bewahrte; andere Frauen berichteten, daß sie sich wohl in ihrer Wärme und ihrem Umfang fühlten und daß sie anderen sehr viel Zuneigung geben konnten. Die meisten Vorteile jedoch, die die Frauen im Dicksein sahen, hatten damit zu tun, daß sie sich sexuell nicht mehr so ausgeliefert vorkamen. Wenn sich eine Frau vorstellt, daß sie dick ist, gelingt es ihr, sich außerhalb eines sexuellen Kontextes zu sehen; das Dicksein bewahrt sie davor, sich dauernd als in erster Linie sexuell definiert zu begreifen. Nach dieser Übung berichten sehr viele Frauen, daß sie sich in ihrer Phantasie auf einer Party sehr wohlgefühlt haben, weil sie nicht das Gefühl hatten, sie müßten sich selbst ins beste Licht setzen oder mit anderen Frauen konkurrieren, sondern sie konnten sich angeregt und entspannt mit Freundinnen unterhalten. Andere Frauen hatten das Gefühl, daß das Dicksein sie von den Frauen trennt, denen gegenüber sie ambivalente Gefühle haben – Frauen, die ihnen selbstsüchtig, oberflächlich und eitel vorkamen. Andere hatten den Eindruck, daß sie sich gut behaupten und aufdringliche Leute abwimmeln konnten. Viele Frauen fühlten sich erleichtert dadurch, daß sie keine sexuell bestimmte Vorstellung von sich zu haben brauchten. Durch das Dicksein konnten sie sich der Kategorie Frau entledigen und in den androgynen Zustand „großes Mädchen" gelangen.

Mit der Fähigkeit, diese positiven Gesichtspunkte und Vorteile allmählich in ihre Vorstellungen über das Dicksein miteinzubeziehen, entwickeln die Frauen in den Gruppen ein neues Selbstbild. Die Vorstellung von Dicksein ist dann nicht mehr nur einseitig negativ untrennbar mit einem Bild von Häßlichkeit verbunden. Sie sehen sich nicht mehr als hoffnungslos, hilflos und mutwillig destruktiv, sondern können stattdessen erkennen, daß ihre Eßsucht irgendeinen Zweck erfüllt hat, daß sie eine Funktion hatte. Wenn diese Funktion stärker in dein Bewußtsein gelangt, kannst du dir gegenüber in Bezug auf deine Eßsucht und dein Dickwerden als Möglichkeit, mit schwierigen Situationen fertigzuwerden, großzügiger sein. Eßsucht kann dann als ein Anpassungsversuch an eine Reihe von Umständen und nicht als irrationales, „verrücktes" Verhalten angesehen werden.

Ich möchte nun untersuchen, warum diese Vorstellungen von Dicksein tröstlich sind. Zu was fühlen sich die Frauen eher befähigt, wenn sie dick sind?

Viele Frauen empfinden die Erwartungen, die sie durch die Gesellschaft an sich gestellt sehen, als unerfüllbar, unrealistisch, nicht erstrebenswert, lästig und unterdrückend. Eine zentrale Rolle bei diesen Erwartungen spielt das Gefühl, daß Frauen auf der einen Seite dekorativ, attraktiv und schmückend wirken und auf der anderen Seite die harte, konkrete Arbeit der Kindererziehung und Haushaltsführung verrichten sollen, während sie gleichzeitig noch berufstätig sind. Vielen Frauen kommt das Modell der schüchternen, zurückhaltenden Blume, die sittsam lächelnd den Blick senkt, zu zerbrechlich und substanzlos vor, als daß sie die täglichen Aufgaben erfüllen könnten, für die sie verantwortlich sind. So bedeutet Dicksein für diese Frauen Wichtigkeit und Stärke. Harriet, eine 35-jährige Sozialarbeiterin, die verheiratet ist und zwei Kinder hat, schildert das folgendermaßen: „Ich hatte das Gefühl, daß mir mein Dicksein Substanz verleiht und meine körperliche Anwesenheit unterstreicht. Es ermöglicht mir die Erledigung all der Dinge, die ich zu tun habe. In der Phantasieübung sah ich mich selbst in meinem Büro an meinem Schreibtisch sitzen und enorm viel Platz einnehmen. Ich fühlte mich in der Lage, alles zu erledigen, was getan werden mußte – mir von meinem Chef nichts gefallen zu lassen und mich wirksamer für die Leute einzusetzen, für die ich da bin. Meine Stärke bestand in meinen übermäßigen Dimensionen. In meiner Phantasie ging ich dann nach Hause und in dem Bewußtsein meines zusätzlichen Umfangs wurde mir auf einmal klar, daß ich mich in eine Kampfsituation begab und mir mein Fett als Waffe diente. Sowie ich das Haus betrete, fallen mir alle Dinge ein, die erledigt werden müssen, und die ich entweder selbst tue oder anderen auftrage. Über all das bin ich ziemlich zornig, sowohl darüber, daß ich andere herumkommandiere als auch natürlich darüber, daß der Haushalt mein Bereich ist – aber nicht, weil ich es so wollte. Das Fett macht mich also in der Situation zum Feldwebel – wuchtig und autoritär. Wenn ich mich in dieser Phantasie schlank sehe, dann wundert mich sofort sehr, wie zerbrechlich und klein ich mir vorkomme, so als könnte ich verschwinden oder umgepustet werden."

Barbara, eine 27-jährige Umschlaggestalterin sprach über die lästigen Erwartungen, die viele ihrer männlichen Kollegen haben. Ihr wurde bewußt, daß ihre Fettpolster und ihr Umfang ein Ausdruck für ihr Bedürfnis waren, als produktiver Mensch wahrgenommen zu werden und nicht als dekorative Begleiterscheinung. Sie hatte den Eindruck, daß ihre Kollegen, sowie sie auch nur im geringsten sexuell attraktiv wirkte – und wenn sie schlank war, sah sie attraktiv aus – nur noch auf diesen einen Aspekt an ihr reagierten. Sie empfand diese Reaktionen als beängstigend und fordernd und fühlte sich von ihrer Arbeit abgelenkt. Ihr ging es wie vielen Frauen, die kämpfen müssen, wenn sie ihre Arbeit ernst nehmen. Sie war mit der Einstellung erzogen worden, daß sie nach der Schule ein paar Jahre arbeiten würde, um dann zu heiraten und Kinder zu kriegen. Ihre Vorstellungen änderten sich jedoch, und als sie mit der Schule fertig war, wollte sie arbeiten, um beruflich voranzukommen und nicht, um eine bestimmte Zeit zu überbrücken. Die Entscheidung war ihr nicht leicht gefallen; sie wurde bei ihrer Meinungsänderung jedoch sehr stark unterstützt, denn alle ihre Freundinnen sahen eine berufliche Karriere ebenfalls als einen wichtigen Teil ihres Lebens an. Barbaras Konflikt bestand darin, daß sie an ihren beruflichen Fähigkeiten zweifelte und zwar nicht etwa deshalb, weil ihre Arbeit unzureichend oder mittelmäßig war, sondern weil sie mit der unbewußten Vorstellung zu kämpfen hatte, daß die Ernsthaftigkeit, mit der sie ihre Arbeit betrieb, unangebracht sei. In der Gruppe konnten wir diesen Konflikt sichtbar machen und Barbara merkte, wie problematisch Schlanksein/sexuelle Attraktivität für sie im Berufsleben war, denn sie selbst und die Männer dort trugen dazu bei, daß sie nicht ernstgenommen wurde. Ihrer Meinung nach bestand die einzige Möglichkeit, sich im Beruf zu behaupten in einer Fettschicht, mit der sie ihre Weiblichkeit bedecken konnte. Sie selbst drückte es so aus: „durch das Fett wurde ich als Kamerad akzeptiert und gehörte dazu."

In der Gruppe beleuchteten wir auch den Konflikt, den Barbara in Bezug auf die Muster für weibliches Verhalten hatte. Ihre Einstellung auf Grund ihrer Erziehung war nicht nur vom Beispiel ihrer Mutter geprägt, sondern auch vom gängigen Frauenbild der 50-er und 60-er Jahre; außerdem orientierte sie sich an dem, wofür ihre Zeitgenossinnen kämpften, eine Einstellung zum Frausein, die weniger einengend war und an den Grundfesten der Unterdrückung der Frauen innerhalb der Familie rührte. Dieses ist ein für viele Frauen sehr schwieriger und quälender Konflikt, der sich nicht durch eine plötzlich gewonnene Einsicht lösen läßt. In den Gruppen soll erkannt werden, daß das Ziel nicht unbedingt in der Lösung dieses oder eines anderen der Eßsucht zugrunde liegenden Konflikts bestehen muß. Es ist jedoch wichtig, daß der Konflikt ans Licht kommt, daß er der Frau bewußt wird und sie erkennt, daß er durch ständiges Essen vielleicht verdeckt aber nicht beseitigt wird. Vielleicht liefert ihr das Dicksein einen Anlaß, sich auf ein Problem zu konzentrieren, das nicht so beängstigend ist. Es geht darum, der Frau den Konflikt zum Bewußtsein zu bringen, so daß er nicht indirekt zum Ausdruck kommt und der Frau, die unter diesem Konflikt leiden muß, verborgen bleibt. Dieses Bewußtsein wird dann zu einer wirkungsvollen Waffe im

Kampf gegen die Eßsucht. Die Entdeckung, daß es einen triftigen Grund für scheinbar unerklärliche Eßgewohnheiten gibt, ist sehr beruhigend. Sie liefert die richtigen Werkzeuge; so konnte sich Barbara zum Beispiel, wenn sie merkte, daß sie wieder pausenlos aß, genau überlegen, was wirklich mit ihr los war. Wenn die Antwort nicht sofort auf der Hand lag, konnte sie den vergangenen Tag oder Ereignisse, die ihrer unwiderstehlichen Eßlust vorausgegangen waren, noch einmal an sich vorüberziehen lassen und herausfinden, ob irgendwelche Begebenheiten zur Verstärkung des Konflikts in ihrer Frauenidentität beigetragen hatten. Auf diese Weise konnte sie eine Deutung für ihr eigenes Verhalten finden. Dadurch hatte sie selber eine Möglichkeit zum Eingreifen und konnte sich als Nächstes die Frage stellen, ob ihr das Dicksein in dieser bestimmten Situation wirklich etwas nützte.

Eine Bedeutung, die Dicksein für Frauen hat, besteht also in dem Bedürfnis nach Anerkennung im Beruf. Ein anderes Problem, das sehr häufig zu Tage tritt, steht im krassen Gegensatz hierzu. Oft unterscheiden sich die Phantasien der Frauen über das Dicksein erheblich voneinander und Dicksein kann für dieselbe Frau verschiedene Bedeutungen haben. Barbara zum Beispiel wurde die Bedeutung des Dickseins bei ihren Bemühungen, im Beruf ernstgenommen zu werden, völlig klar, aber wir entdeckten gleichzeitig auch, daß ihr Dicksein ihre Angst vor Erfolg im Beruf und in der Liebe symbolisierte. Ihre Angst vor Erfolg rührt natürlich hauptsächlich von der Stellung einer Frau in der heutigen Gesellschaft her, denn die Zielvorstellungen, mit denen sie aufwächst, widersprechen sich. Das Verlassen des vorgezeichneten Weges ist mit Angst verbunden. Vom eigenen Versagen von vornherein auszugehen ist dann ein Mittel, das nützlich ist und Sicherheit bietet. In Barbaras Fall konnte ihr das Übergewicht als Entschuldigung dienen, falls sie keinen Erfolg in der Liebe und im Beruf haben sollte. Ihr wurde klar, daß ihr die Vorstellung, im Beruf unzufrieden und in der Liebe unbefriedigt zu sein, unerträglich war, hatte sie sich erst einmal zur Verwirklichung von beidem entschlossen. Sie war der Überzeugung, daß ein Versagen in einem dieser Bereiche auf eine Charakterschwäche ihrerseits zurückzuführen wäre. Diese Vorstellung war ihr jedoch wiederum so unerträglich, daß sie sich auf ihr Gewicht als Entschuldigung im Falle des Versagens konzentrierte. Solange sie Übergewicht hatte und in der Liebe und im Beruf nicht alles so lief, wie sie es sich vorstellte, konnte sie sich immer ausmalen, daß alles wunderbar wäre, wenn sie nicht zu dick wäre. So ermöglichte ihr diese Phantasieübung eine gewisse Kontrolle über die Umstände, in denen sie sich befand, so als versetzte sie eine plötzliche Gewichtsabnahme auch in die Lage, die gesellschaftliche Einstellung zu Frauen im Beruf und Liebesbeziehungen zu Männern richtig einzuordnen.

In Barbaras Fall hatte das Dicksein zwei ganz unterschiedliche Funktionen, die zueinander im Gegensatz standen. Erstens konnte sie durch ihr Dicksein ihre beruflichen Fähigkeiten besser unter Beweis stellen, zweitens konnte sie ihr Übergewicht dafür verantwortlich machen, wenn sie in der Arbeit oder in der Liebe keinen Erfolg hatte. Als sich im Laufe der Therapie diese beiden Beweggründe herauskristallisierten, konnte Barbara erkennen, daß ihr Dicksein eine ganz persönliche Anpassung war, die sie vollzogen hatte, um mit einer äußerst schwierigen Situation fertigzuwerden. Es gelang ihr, diesen Konflikt aufzudecken, und auch das Dilemma einer jungen Karrierefrau in der heutigen Gesellschaft zu erkennen; sie hatte den Eindruck, daß sie die Probleme, mit denen sie konfrontiert war, entweder ignorieren oder völlig für sich allein lösen mußte. Andere Frauen in der Gruppe konnten Barbaras Situation gut nachempfinden, fingen an, untereinander über ihre Schwierigkeiten zu reden und durchbrachen so ihre Isolation und Gefühle der Machtlosigkeit, die zum Teil der Anlaß für ihre Gewichtszunahme gewesen war.

Mißerfolg und Erfolg haben in unserer Gesellschaft große Bedeutung. Schon sehr früh wird uns die Vorstellung vermittelt, daß alle Dinge nur in begrenztem Maß vorhanden sind, und wir lernen, daß wir darum kämpfen müssen. Wenn wir dabei erfolgreich sind, werden wir belohnt, wenn wir versagen, müssen wir eben leiden. Solange wir klein sind, kommen wir nicht so ganz dahinter, wie und zu wessen Gunsten die Verteilung vor sich geht, und der Wettkampf scheint fair zu sein; Erfolg oder Versagen hat sich jeder selbst zuzuschreiben. Wenn wir älter werden, kommen uns die Grundvoraussetzungen für diese Jagd vielleicht fragwürdig vor oder auch die Art, wie der Kuchen aufgeteilt wird, ob es sich nun um die Zahl der möglichen Einser in der Klasse oder die Arbeitsaufteilung selber handelt. Einstellungen jedoch, die einmal aufgenommen und in die Persönlichkeit integriert sind, lassen sich nur schwer ausmerzen, denn sie sitzen ganz tief. Wir können zwar jede Art von Wettbewerb wegen seiner verheerenden Wirkung im menschlichen Bereich und in der Weltpolitik ablehnen, aber selber dennoch ungewollt ein sehr starkes Konkurrenzverhalten an den Tag legen. Konkurrenzgefühle werden in einer Mangelsituation ausgelöst, wenn nicht genug da ist oder nur einige wenige eine Auszeichnung bekommen können. Aus der Furcht vor einem möglichen Ausschluß oder einer Abweisung kann entweder der Wunsch entstehen, selbst in den Wettbewerb einzutreten oder nach einem gemeinsamen Weg zu suchen, um mit dem Engpaß fertigzuwerden. Eine weitere Möglichkeit besteht darin, sich aus dem Wettbewerb herauszuhalten. Doch im allgemeinen werden wir im Lauf der Jahre zum Wettbewerb angehalten. In der Schule drückt sich das in Noten oder in der Rangstellung bei sportlichen Leistungen oder durch die eigene Beliebtheit in der Klasse aus. Doch die Schulung im Umgang mit Mangel- und Wettbewerbssituationen fällt bei Mädchen und Jungen, bei Frauen und Männern verschieden aus. Die Faustregel „laß den Jungen beim Tennis gewinnen" bringt einen Aspekt des Wettbewerbs bei Frauen und Männern zum Ausdruck. Wir lernen, daß wir bei einem Spiel zwischen den Geschlechtern, in dem eine Seite verlieren muß, dafür sorgen sollten, daß wir die Verliererinnen sind. Im allgemeinen werden Männer dazu angehalten, mit anderen Männern um eine berufliche Position oder ihren Status zu konkurrieren. Sie gewinnen dadurch Ansehen im Beruf, daß sie besser sind als die anderen Männer und sie messen ihren Erfolg an den Erfolgen der anderen Männer. Zwar gibt es in der Arbeitswelt auch Frauen, doch die Männer werden selten zu einem Konkurrenzverhalten gegenüber Frauen angehalten, denn die Anwesenheit von Frauen in einem traditionell männlichen Bereich wird von den Männern allgemein nicht sehr ernstgenommmen. Gleichzeitig werden Frauen im Arbeitsbereich ganz entschieden von einem Konkurrenzverhalten gegenüber Männern oder untereinander abgehalten. Frauen werden dazu gedrängt, untereinander um den Mann zu konkurrieren, der der Siegerin bei der Sicherung ihrer gesellschaftlichen Position behilflich ist. Der Erfolg einer Frau in unserer Gesellschaft wird weiterhin hauptsächlich an der Position ihres Mannes gemessen. Um sich in unserer Gesellschaft zu behaupten, konkurrieren Frauen hauptsächlich auf Grund ihrer Anziehungskraft auf Männer, wogegen andere Bereiche ihrer Persönlichkeit als Attribute angesehen werden, die sie zur Unterstützung ihres Mannes einsetzen können.

Die Frauenbewegung stellt dieses Wertsystem sowohl für Frauen als auch für Männer in Frage. Diejenigen von uns jedoch, die zwanzig und älter sind, sind mit diesen Werten und Vorstellungen aufgewachsen, und wenn sie auch völlig in Frage gestellt worden sind, so spielen sie doch eine wichtige Rolle in unserer Persönlichkeitsentwicklung. Oft merken wir gar nicht, wie sehr wir sie verinnerlicht haben. Wenn wir uns dieser Konkurrenzgefühle dann bewußt werden, finden wir sie abstoßend und völlig fehl am Platz; wir unterdrücken sie oder versuchen, sie zu verheimlichen oder zu ignorieren.

Vielen Frauen bereitet das Eingeständnis einer ganzen Reihe von Konkurrenzgefühlen große Schwierigkeiten, und oft versuchen wir, diese Gefühle durch das Dickwerden zu verdecken. Die Fettschicht erfüllt hier mehrere Funktionen.

1. Sie schafft Platz für diese Gefühle und bietet ihnen Schutz. Ohne das Fett würden viele Frauen unbewußt fürchten, daß ihre Gefühle entdeckt werden. Das Schlankwerden wäre ganz leicht, wenn die Konkurrenzgefühle kein Versteck fänden und einfach verschwänden. Doch Probleme dieser Art verschwinden nie einfach von selbst; sie werden entweder aktiv unterdrückt und tauchen in anderer Form wieder auf oder sie werden überbetont und kommen völlig zum Vorschein oder aber sie werden erkannt, und es besteht die Möglichkeit, mit ihnen fertigzuwerden.

2. Das Gefühl dick-überdimensioniert-überlebensgroß zu sein schließt die Möglichkeit des Konkurrierens aus, da jeder weiß, „daß dicke Frauen keine Chance haben und sowieso außer Konkurrenz teilnehmen."

3. Es kann sein, daß durch übermäßiges Essen – der häufigste Weg zum Dickwerden – aufkommende Konkurrenzgefühle ausgelöscht werden sollen. Wir sehen hier wieder sehr gut die Doppelfunktion der Eßsucht – problematische Gefühle werden betäubt und gleichzeitig wird die Energie, die die Beunruhigung ausgelöst hat (in diesem Fall aufkommende Konkurrenzgefühle) auf die vertrauteren Sorgen um die Figur verwendet.

Eßsucht kann auch in anderen Situationen sehr hilfreich sein, wenn Frauen Angst davor haben, bestimmte Gefühle zu zeigen. Frauen fürchten sich davor, solche Gefühle wie zum Beispiel Wut zu zeigen, weil sie als für Frauen unpassend gelten, und viele haben mit dem Ausdruck solcher Gefühle schlechte Erfahrungen gemacht.

Die Tatsache, daß Frauen auf ein Leben in Ungleichheit vorbereitet werden, führt unweigerlich zu diesen unkontrollierten und daher gesellschaftlich unerwünschten Gefühlen bei Frauen. Außer den Schwierigkeiten mit Konkurrenzsituationen, in denen von Frauen eine Niederlage in allen Bereichen außer dem sexuellen erwartet wird, wo es ihr gelingen muß, einen Mann zu bekommen, damit sie erwachsen werden kann, können auch noch andere Gefühle, die durch gesellschaftlich bedingte Situationen entstehen, von der Fettschicht abgefangen werden.

Das Akzeptieren der eigenen Wut fällt Frauen besonders schwer. Jennifer ist achtundvierzig und arbeitet als Lehrerin in London. Sie ist verheiratet und hat zwei Söhne, die achtzehn und zwanzig Jahre alt sind. Während sie beruflich sehr begabt ist und ihre Arbeit im städtischen Erziehungswesen allgemein Anerkennung findet, hat sie seit ihrer Heirat Eßsuchtprobleme. Jennifer war eine Waise, die bei vielen verschiedenen Pflegeeltern aufwuchs. In keinem der Elternhäuser fühlte sie sich jemals sicher oder geliebt, und als sie mit achtzehn ein College-Stipendium erhielt, verließ sie ihre letzten Pflegeeltern. Zu diesem Zeitpunkt war sie wirklich auf sich selbst gestellt, niemand sorgte sich um sie. Sie fühlte sich ziemlich stark und der Situation gewachsen, und sie erinnert sich daran, daß sie sich besonders erleichtert fühlte, weil sie keinerlei Dankbarkeit mehr für die kleinste ihr erwiesene Aufmerksamkeit heucheln mußte. Sie wohnte mit anderen jungen Frauen zusammen und beneidete sie ziemlich wegen ihrer Familienbeziehungen. Als sie fünfundzwanzig war, heiratete sie Doug, einen technischen Zeichner, und genoß das erste Mal in ihrem Leben eine stabile familiäre Situation. Jennifer und Doug wollten Kinder haben, doch Jennifer beschloß, erst ein paar Jahre lang zu arbeiten, so daß ihre finanzielle Lage gesichert war. In dieser Zeit stellte Jennifer bei sich ein wachsendes Interesse am Essen fest, und ihr Gewicht änderte sich ständig. Jennifer wußte, daß sich psychische Probleme oft in Gewichtszunahme oder Gewichtsabnahme äußern, aber sie kam nicht dahinter, was los war, denn das erste Mal sah sie einen Sinn in ihrem Leben und erlebte eine Sicherheit, die sie früher nie für möglich gehalten hätte. Beide Schwangerschaften verliefen relativ gut. Jennifer nahm vier Jahre Urlaub von ihrer Arbeit als Lehrerin und nahm dann an einer Weiterbildung teil, bevor sie wieder eine Ganztagsstelle antrat. Sie wohnte mit ihrer Familie zwanzig Jahre lang in derselben Gegend, und Jennifer schloß einige feste Freundschaften und entwickelte „ein richtiges Gemeinschaftsgefühl", wie sie es ausdrückte. Trotzdem behielt sie ihre Eßgewohnheiten, die sie selber als sehr lästig empfand, bei, indem sie abwechselnd wie ein Scheunendrescher aß oder genügsam war wie ein Vogel. Die einzige Erklärung, die sie für ihr Verhalten finden konnte war, daß darin ihre eigenen Unzulänglichkeitsgefühle als Mutter zum Ausdruck kamen. Sie sah sich selbst das fortführen, was sie an unregelmäßiger Fürsorge erfahren hatte. Diese Einsicht verschaffte ihr ein wenig Erleichterung, doch ihr Eßproblem blieb bestehen. Im Laufe ihrer Therapie führten wir eine Phantasieübung durch, bei der Jennifer sich einmal dick und einmal schlank mit ihren Pflegeeltern in einem Raum befand. Als Reaktion auf die Frage, was das Fett ihren vielen Pflegeeltern mitteilen sollte, überkam Jennifer plötzlich eine ungeheure Wut. Sie erlebte das Fett als all die bitteren giftigen Gefühle, die sie in all den vielen Jahren des Herumgestoßenwerdens angestaut hatte. Sie hatte das Gefühl, daß ihr Fett, hätte es einen Mund, all den Menschen haßerfüllte und zornige Gedanken entgegenschleudern würde, die sich angeblich um sie gekümmert hatten. Ihr Fett verhalf ihr dazu, all diese Gefühle für sich zu behalten, aber sie erlebte es auch als Anklage über die unzureichende Fürsorge, die sie erfahren hatte. Als wir diesen Punkt eingehender diskutierten, meinte sie, ohne dieses Fett würde niemand wissen, daß sie gelitten hatte, und für die Leute sei es selbstverständlich, wenn sie mit ihrem Leben ziemlich gut zurechtkäme, wie alle Anderen. Nachdem sie diese Wut einmal empfunden hatte, ergab ihre Eßsucht weitgehend einen Sinn. Ihr wurde klar, daß sie sich, immer wenn sie wütend war, z.B. über ihre Kinder, die Schule oder Doug, schnell etwas zu essen besorgte, um ihre Gefühle hinunterzuschlucken. Wutgefühle bedeuteten für sie eine Gefahr – jedesmal, wenn sie wütend wurde, hatte sie das Gefühl, in ihrem Kopf spielte sich ein Tonband ab mit den Worten: „Ein nettes Mädchen tut das nicht. Sei dankbar oder du wirst rausgeworfen." Und diese Sätze waren ihr wirklich schon sehr früh beigebracht worden. Es war ein Ding der Unmöglichkeit, Pflegeeltern gegenüber Wut oder Enttäuschung auszudrücken, und dies war nicht nur mit diesem Ausschluß vom weiblichen Geschlecht belegt, sondern auch mit Angst vor Verlassenwerden und Ablehnung. Hätte sie sich ihren Pflegeeltern gegenüber wütend gebärdet, wäre sie zurückgeschickt worden. Die Entdeckung der Ursachen ihrer Eßsucht erleichterten Jennifer die Situation. Sie ließ ihre Gefühle von Wut zu und lebte sie direkt aus, wobei sie die Konsequenzen in Kauf nahm, anstatt sie durch Essen zu verdrängen. Sie wurde sich auch ihrer Angst in Bezug auf Unsicherheitsgefühle innerhalb ihrer eigenen Familie bewußt, so als würde sie bei der geringsten Äußerung von Mißfallen hinausgeworfen. In den meisten Bereichen fühlte sie sich mit Doug sehr sicher, und diese Sicherheit hatte ihr auch in erster Linie dazu verholfen, jene alten Gefühle von Wut und Ärger – wenn auch indirekt – herauszulassen. Jennifer konnte sich in ihrer veränderten Situation nicht zurechtfinden. Als junges Mädchen mußte sie alles schlucken und den Mund halten. Sie durfte nicht wütend werden oder aufbegehren. Als sie all das endlich hinter sich lassen und eine eigene Familie gründen konnte, fühlte sie sich sicherer und wohl in ihrer Situation, sie hatte jedoch Unsicherheiten aus ihrem vergangenen Leben verständlicherweise noch nicht überwunden. Der Rückhalt, den ihr Doug gab, die Sicherheit durch ihren Beruf und ihre gute Beziehung zu ihren Kindern boten ihr gute Voraussetzungen, ihre leidvolle Vergangenheit hinter sich zu lassen, sie war jedoch nicht in der Lage, ihre Ressentiments offen zu äußern und fand deshalb in der Eßsucht ein Ausdrucksmittel für ihre Abwehr.

In Jennifers Fall war ihr Dickwerden eine verspätete Reaktion auf äußerst unsichere häusliche Verhältnisse, in denen sie viel entbehren mußte. Erst, nachdem sie sich ein eigenes Heim geschaffen hatte, begannen ihre unregelmäßigen Eßgewohnheiten, ihre ständigen Gewichtszu- und abnahmen. Dieses Verhalten – ein unwiderstehliches Interesse am Essen *nach* unangenehmen Ereignissen – ist sehr häufig. Offensichtlich gibt es einen psychologischen Mechanismus, der bei einigen Leuten folgendermaßen funktioniert: ein Mädchen wächst in schwierigen Familienverhältnissen auf; um sie überwinden und hinter sich lassen zu können, muß sie möglichst unbeschadet aus ihnen hervorgehen. Jedes Zeichen von Erschöpfung oder Schwäche würde den schlimmen Zustand nur verlängern und ein Entkommen erschweren. Sie mobilisiert alle ihre Kräfte, damit sie die schrecklichen Verhältnisse ertragen und einen Ausweg finden kann. Am Ende läßt sie die Situation hinter sich und findet mehr Sicherheit. Wenn sie sich dann langsam entspannt und all ihre Abwehrmechanismen fallenläßt, kann das ganze Elend aus der Vergangenheit endlich hochkommen. Mit der Situation hat sie keineswegs auch die damit verbundenen Gefühle hinter sich gelassen. Die Sicherheit und Geborgenheit der neuen Situation setzen einen Entgiftungsprozeß in Gang. Diese Gefühle sind jedoch oft übermächtig und äußerst quälend und der menschliche Organismus reagiert wahrscheinlich mit weiteren Abwehrmechanismen. Im Fall einer in dieser Situation beginnenden Eßsucht kommen die Gefühle zwar an die Oberfläche, werden aber als zu gefährlich betrachtet, und eine Auseinandersetzung wird vermieden. Die Frau verfällt der Eßsucht, um ihre Gefühle zu betäuben und mit einer Fettschicht zu verdecken. Die Gefühle kommen nicht zum Ausdruck und können nicht verarbeitet werden, sie werden zum Symptom, das erst entmystifiziert werden muß, bevor es beseitigt werden kann.

Ich möchte nun gerne die Gründe untersuchen, weshalb der Ausdruck von Wut Frauen so schwerfällt. In Jennifers Fall bestand die ausgesprochene Gefahr des Abgeschobenwerdens, wenn sie es gewagt hätte, gegen ihre Behandlung aufzubegehren; doch Frauen werden allgemein ganz entschieden daran gehindert, Ärger, Wut, Abwehr oder Feindseligkeit zum Ausdruck zu bringen. Wir werden zur Zurückhaltung erzogen und sollen mit dem zufrieden sein, was wir bekommen, ohne uns zu beschweren. Uns allen wurde beigebracht, daß kleine Mädchen nett und artig sind und keine Widerworte haben. Deshalb bemühen wir uns sehr darum, keine Wut zu zeigen oder sogar nicht einmal in uns aufkommen zu lassen. Wenn wir uns auflehnen und unzufrieden sind, erfahren wir, daß wir unartig und unbescheiden sind. Ob wir es wahrhaben wollen oder nicht, wir werden dazu erzogen, die uns zugewiesene Rolle als Menschen zweiter Klasse stillschweigend zu akzeptieren. Unser zweitrangiger Status verfestigt sich dadurch, daß uns keine Wut zugestanden wird, immer mehr. Wut bringt uns dazu, Ungerechtigkeiten auf allen Ebenen zu bekämpfen – Wut als Reaktion eines Kindes auf die elterliche Bestrafung oder die gemeinsame Wut von Müttern, die für die Einrichtung von Kindertagesstätten kämpfen.

Aber nur wenige unserer Leitbilder lassen Frauen zu, die mit vollem Recht wütend sein dürfen. Ich glaube, der Anblick einer wütenden Frau ist tatsächlich so selten, daß wir angesichts eines solchen Wutausbruchs ganz schön erschrecken würden. Wut hat in unserer Kultur als legitimer Gefühlsausbruch für Frauen keine Berechtigung. Von kleinen Mädchen wird erwartet, daß sie weinen und nicht etwa wütend protestieren, wenn sie nicht das bekommen, was sie wollen. „Ist ja schon gut, mein Schatz." In Edward Albees Stück „Wer hat Angst vor Virginia Woolf", wird Martha, die wütende Frau, die sich gegen das Leben als Ehegefährtin und Gehilfin ihres Gatten auflehnt, als Furie dargestellt. Auf der Bühne, im Film und auf Schallplatten wird die negative Einstellung gegenüber der Wut von Frauen bestätigt. Es ist deshalb keine Überraschung, daß für viele Frauen das unbewußte Motiv für ihre Gewichtszunahme die Flucht vor ihrer Wut ist. In diesem Fall bedeutet das Dicksein ein symbolisches „Leckt mich am Arsch!"

Hinter der unterdrückten Wut verbirgt sich eine der wichtigsten gegenwärtigen Frauenproblematiken. Gewichtszunahme als Ausdruck der Wut, um damit allen zeigen zu können: „Ihr könnt mich alle mal ...!" ist lediglich Teil eines umfassenden Problems. Die Äußerung von Wut ist gleichbedeutend mit Selbstbehauptung. Und sich selbst zu behaupten fällt Frauen schwer. Das wird durch die folgenden zwei Situationen illustriert:

Ann hat einen anstrengenden Arbeitstag hinter sich und ist sehr müde. Sie möchte am Abend zu Hause bleiben, sich einfach ausruhen, fernsehen und lesen. Jack, der nebenan wohnt, ruft an und fragt sie, ob es ihr etwas ausmachen würde, eine Stunde auf die Kinder aufzupassen, er möchte mit seiner Frau Einkaufen gehen. Ann möchte nicht ungefällig sein, doch sie weiß aus früheren Erfahrungen, daß es selten bei einer Stunde bleibt und ihr ganzer Abend dabei draufgeht. Sie geht sehr widerwillig zu ihren Nachbarn hinüber. Um halb zwölf kommen Jack und Penny zurück. Sie waren beim Einkaufen und im Kino gewesen. Ann ist in dem Moment wütend, gibt sich aber selber die Schuld, weil sie ja zugesagt hatte, auf die Kinder aufzupassen, ohne Bedingungen zu stellen. Unzufrieden mit sich selbst geht sie in ihre Wohnung zurück und ißt.

Bill und Roz hatten vorgehabt, zusammen ins Kino zu gehen. Bill ruft Roz von der Arbeit aus an und fragt sie, ob sie etwas dagegen hat, wenn er ein paar Freunde zum Essen mitbringt. Roz, die schon beim Kochen ist, sieht sich vor vollendete Tatsachen gestellt und stimmt widerwillig zu, weil sie das Gefühl hat, daß sie unmöglich nein sagen kann. Sie geht in die Küche und bereitet das Abendessen, indem sie wütend die Töpfe hin- und herschiebt und sich miserabel fühlt. Sie nimmt an, daß Bill den geplanten Kinobesuch vergessen hat und kommt sich sehr vernachlässigt vor. Während sie kocht, hat sie das Gefühl, überrumpelt worden zu sein. Aber sie hat auch ein schlechtes Gewissen, weil sie sich kleinlich findet und unspontan. Lustlos kocht sie ihr Essen und als alle am Tisch sitzen, schaufelt sie wütend das Essen in sich hinein, weil sie sich nunmehr über ihre Unfähigkeit, ihre Ansprüche sofort geltend zu machen, ärgert.

In den beiden Situationen fühlen sich sowohl Roz als auch Ann nicht berechtigt, das durchzusetzen, was sie wirklich wollen. Ann hat Angst davor, ihrem Altruismus Grenzen zu setzen und Roz vertritt nicht ihre Interessen und erwähnt den geplanten Kinobesuch nicht. Beide Frauen geben sich selbst die Schuld dafür, daß sie sich nicht behaupten konnten und machen sich auch noch Vorwürfe wegen ihrer Selbstsüchtigkeit, die darin besteht, daß sie überhaupt eigene Bedürfnisse haben. Beide verscheuchen sie ihr Unbehagen durch Essen und richten ihre negativen Gefühle gegen das Essen, anstatt sich mit dem schwierigen Problem der Selbstbehauptung zu beschäftigen. *Sie fühlen sich sehr viel sicherer, wenn sie ihren Mund zum Essen anstatt zum Sprechen und zur Verteidigung ihrer eigenen Interessen benutzen. Sie stellen sich vor, daß ihr Dicksein für sie eine Erklärung abgibt, wenn es ihnen vor lauter Leiden die Sprache verschlägt.* All das läuft unbewußt ab, die Grundsteine für dieses Verhalten sind durch die Mutter-Kind-Beziehung gelegt worden, in der die Mutter ihre Tochter dazu angehalten hat, anderen zu gefallen. Die Mutter bereitet ihre Tochter auf ein Leben vor, in der wichtige Entscheidungen von anderen für sie getroffen werden und nicht von ihr selbst. *Ein Mädchen lernt, sich damit abzufinden, daß ihre eigenen Bedürfnisse zweitrangig sind, und daß es sicherer ist, den Mund zu halten als sich durchzusetzen.* Folglich sind Frauen unsicher und haben Angst davor, in ihrem eigenen Interesse zu handeln. Ein solches Verhalten hat zur Folge, daß andere sie für aggressiv halten, und *das* ist für Frauen etwas dermaßen Negatives, daß es viel sicherer ist, eine unterwürfige Haltung an den Tag zu legen. Frauen verwechseln Nachgiebigkeit, Durchsetzungsvermögen und aggressives Verhalten miteinander. Das gegenwärtige Florieren von Kursen und Selbsthilfebüchern zur Aneignung von mehr Durchsetzungsvermögen sind ein Beweis dafür, wie dringlich dieses Problem ist. Und es hat ja auch in der Vergangenheit für Frauen sehr unangenehme Folgen gehabt, wenn sie es wagten, aus der Reihe zu tanzen. *Frauen wurden als herrschsüchtig verurteilt, oder es wurden ihnen Kastrationsgelüste vorgeworfen, wenn sie einen Versuch zur Verteidigung ihrer Rechte gemacht haben.*

Außerdem hat Nachgiebigkeit noch andere Konsequenzen, die das Problem verschärfen. Wenn eine Frau nicht gewohnt ist, sich durchzusetzen, fällt es ihr sehr schwer zu entscheiden, wieviel sie zu geben bereit ist und wo ihre Grenzen sind. Frauen werden im allgemeinen dazu erzogen, daß sie für alle Welt dazusein haben. Die Psychoanalytikerin Mercy Heatley hat das so ausgedrückt, daß Frauen die „Kläranlagen" der Familie und auf diese Weise im emotionalen Bereich ständig die Gebenden sind. Als wir über die persönliche Bedeutung von ihrem Fett und dem Essen diskutierten, bezeichneten viele Frauen es als eine Art „Betriebsstoff", eine ganz private Vorratskammer, auf die sie zurückgreifen können, wenn sie sich wieder auftanken müssen, damit sie andere versorgen können. Für einige Frauen bedeutet jedoch das Fett in diesem Fall gerade eine Verweigerung eben dieser Dienste für andere. In ihrer Vorstellung stellt das Übergewicht eine Botschaft an andere dar, die besagt, daß sie nicht zu nahe kommen und keine Forderungen stellen sollen, etwa in dem Sinn: „Merkst du nicht, daß ich genug mit mir selbst zu tun habe und mich nicht auch noch um andere kümmern kann." Anderen wiederum dient es als Ausdruck beider Einstellungen – das Fett bringt eine grenzenlose Fähigkeit sowohl zur Aufnahme als auch Zurückweisung der von außen kommenden Forderungen zum Ausdruck. So signalisiert Fett einerseits das Bedürfnis nach Abstand zu anderen, zur gleichen Zeit hat aber auch allein schon der große Umfang einer Frau etwas ihre Umgebung Umschließendes. Es entsteht der Eindruck, als könnten dieser Frau die Bedürfnisse aller anderen aufgebürdet werden, ohne daß diese tatsächlich davon betroffen würde – das Gewicht wirkt nach außen als Stoßdämpfer und gleichzeitig als Polsterung, so daß ihr das alles nichts ausmacht.

Wie ich schon in dem Abschnitt über die Reaktionen auf die Phantasieübung feststellte, bestand der von den Frauen am häufigsten geäußerte Vorteil des Dickseins im Schutz vor sexuellen Aufdringlichkeiten. Es scheint fast so, als würden die Frauen durch die Betonung des Schutzaspekts des Dickseins behaupten, sie müßten ihre eigene Sexualität verleugnen, damit sie als Person anerkannt werden. *Wenn sie zu ihrer Sexualität stehen, wird ihnen jedes Recht auf eine eigene Persönlichkeit abgesprochen.* In der Teenagerzeit wird von Mädchen erwartet, daß sich ihr freundschaftliches Interesse an Jungen wie durch ein Wunder in sexuelles Interesse verwandelt – sie werden in ein Ritual eingeweiht, das darin besteht, sich mit Jungen zu verabreden und einen festen Freund zu finden. Dieser plötzliche Wandel kann für ein Mädchen ziemlich unvermittelt eintreten, so daß sie nur schwer damit fertig wird. Mary, eine siebenundzwanzigjährige Ärztin, beschreibt diese Erfahrung: „Als ich sieben oder acht war, spielten wir Mädchen zusammen mit den Jungen. Dann wurden wir von den Jungen getrennt, und bis ich elf war, hatte ich sehr wenig mit Jungen zu tun, zumal ich auf eine reine Mädchenschule ging. Mit zwölf kam ich in die Unterstufe einer Koedukationsschule und freute mich schon darauf, wieder mit Jungen spielen zu können. Deren Spiele waren mir immer sehr viel spannender vorgekommen und mir hatten die abenteuerlichen Spiele richtig gefehlt. Was dann passierte, kam mir jedoch sehr komisch vor. Anstatt mit den Jungen rumzutoben, sollten wir uns schön anziehen und zurechtmachen und eine Verabredung nach der anderen mit den Jungen treffen. Auf diese Weise konnten wir weiterhin mit Jungen zusammensein. Aber dabei mußten eine Menge Regeln und Vorschriften beachtet werden, die das Küssen und das Anfassen betrafen – ich hatte den Eindruck, daß ich mich richtiggehend produzieren mußte, um mit den Typen spielen zu können. Das war ziemlich peinlich, nicht etwa weil mir das Küssen nicht paßte, im Gegenteil, sondern weil auf einmal Jungen und Mädchen völlig verschieden sein sollten und nach strengen Regeln miteinander umgehen mußten. Es war für uns alle sehr verwirrend und außerdem schien von dem Zeitpunkt an auch alles ziemlich den Bach 'runter zu gehen. Im Sport waren wir getrennt und uns Mädchen kam die großartige Aufgabe zu, die Jungen im Wettbewerb anzufeuern. Ich wurde das Gefühl nicht los, daß ich am besten meinen Babyspeck behielt, wenn das da Erwachsenwerden bedeutete, und diesem ganzen Verabredungsgehabe möglichst aus dem Weg ging."

Mary blieb die nächsten fünfzehn Jahre lang „leicht übergewichtig", wie sie es ausdrückte. Im Laufe der Therapie kam ihr zum Bewußtsein, daß ihre Eßgelüste fast immer genau dann auftraten, wenn sie sich in einer Situation befand, in der sexuelle Spannungen aufkamen. Zum Beispiel schlug sie sich vor einer Party den Bauch voll und machte sich vor, sie sei zu fett, um sexuell anziehend wirken zu können. Das verschaffte ihr eine gewisse Gelassenheit im Umgang mit den Leuten auf der Party – Frauen und Männern – denn sie brachte sich selbst und nicht den Tauschwert ihres Körpers ein. Aus Marys Beispiel geht ziemlich klar hervor, inwiefern Fett für Frauen als Mittel zur Ausklammerung sexueller Aspekte und damit auch von Konkurrenzgefühlen in Beziehungen zu anderen dient.

Die Trennung der Geschlechter hat weitreichende Folgen. Viele Frauen haben die Erfahrung gemacht, daß sie sich durch das Dicksein von der Menge abheben konnten, daß sie bemerkt wurden, daß sie dadurch anders sind, ohne soviel investieren zu müssen, wie das ihrer Meinung nach schlanke, attraktive Frauen tun.

Viele Frauen erwähnten, daß ihre Eltern sehr enttäuscht darüber waren, daß sie Mädchen waren. Rita kann sich daran erinnern, daß sie fleißig aß, damit sie zunahm und so ihre Existenz unter Beweis stellen konnte. Erstaunlicherweise hörte sie das erste Mal mit dem unmäßigen Essen auf, als sie schwanger wurde. Als sie Leben in sich spürte, hatte sie das Gefühl, daß dies Beweis genug sei für ihr Recht zu existieren. Wenn sie gebären konnte, dann hatte sie auch eine wirkliche Rolle, die einer Mutter, auch wenn sie sich selbst als Kind abgelehnt gefühlt hatte.

Diese verschiedenen Erklärungen für die Bedeutungen, die das Fett haben kann, vom Essen als Schutz bis zum Essen als Ausdruck von Wut, sind nicht unbedingt der Schlüssel für alle, die ihrer Meinung nach dieses Problem haben. Da das Syndrom der Eßsucht, des Diätzwangs, der Gewichtsabnahme und Gewichtszunahme so verschachtelt und in gewissem Sinne an sich schon eine so aufreibende Beschäftigung ist, fällt es sicherlich sehr schwer, genügend Abstand dazu zu bekommen, um seine Funktion für die eigene Person herauszufinden. In gewisser Beziehung stellt die Eßsucht eine wunderschöne, in sich geschlossene Welt dar: das Brüten darüber, wie furchtbar du dich findest, weil du dich übergessen hast, führt zur Selbstverachtung; dieses Gefühl findet kein Ventil und wird schnell mit Essen überdeckt oder betäubt oder von Phantasien über ein ganz neues Leben verscheucht, nachdem der Plan für eine Diät gefaßt worden ist. Alle negativen Gefühle werden zu Klagen und Selbstablehnung wegen des Körperumfangs und der Eßgewohnheiten umgemünzt, und die Sorgen wegen des Übergewichts stellen eine viel geringere Bedeutung dar, als andere möglicherweise anstehende Probleme. Es kann auch sein, daß das Fett heute eine andere Bedeutung für dich hat, als zu der Zeit, in der du ursprünglich dick geworden bist. Mit anderen Worten, die eigentlichen Gründe, die einmal dazu geführt haben, daß du zugenommen hast, müssen mit der Bedeutung, die das Fett momentan für dich hat, gar nichts zu tun haben; deshalb ist ein Rückblick häufig sehr hilfreich, denn so können wir feststellen, auf welche Weise das Dickwerden für manche in bestimmten Situationen ihres Lebens eine große Hilfe war. Damit wir in den Gruppen an diese Informationen herankommen, machen wir Geschichtsstudien, die Aufschluß darüber geben sollen, wann das „Problem" begonnen hat. Ich möchte dies anhand von Fällen einiger Frauen illustrieren, mit denen ich zusammengearbeitet habe. Einige der ursprünglichen Gründe, die ich hier anführe, stehen in einem ausgesprochen feministischen Zusammenhang, bei anderen ist das nicht so offensichtlich, doch an jedem Beispiel wird klar, was die weibliche Persönlichkeitsentwicklung für jede dieser Frauen, deren Lebensgeschichte ich hier beschreibe, bedeutet hat.

Rea war ein Einzelkind. Ihre Eltern hatten hohe Erwartungen an sie, u.a. sollte sie eine akademische Laufbahn einschlagen, gesellschaftlich Erfolg haben und eine Schönheit werden. Sie fühlte sich durch diese Anforderungen, das perfekte und immer glückliche Kind ihrer Eltern zu sein, sehr unter Druck gesetzt, und ihr blieb nicht viel Raum für eine eigenständige Entwicklung. Als Jugendliche hatte sie ziemlich viel Übergewicht, und wir beschäftigten uns besonders eingehend mit diesem Zeitabschnitt in ihrem Leben, als sie, nun Anfang dreißig, in unsere Therapie kam. Ihr Dickwerden wurde in Anbetracht der ständigen Sorge ihrer Eltern um ihren Erfolg immer klarer. Rea sah sich ganz anders, als ihre Eltern sie sahen. Sie kam sich sehr unzulänglich vor. Ihrer Meinung nach war sie egoistisch, undankbar und schlecht. Sie fühlte sich den Anforderungen ihrer Eltern nicht gewachsen und kam sich immer unfähiger vor. Ihr Fett war sowohl ein Ausdruck ihrer Abwehr gegen den Vollkommenheitsanspruch als auch des Bestrebens, das Böse in sich zu verstecken und unter Kontrolle zu halten. Sie hatte Angst vor dem Schlanksein, denn dann würde sie ja den Erwartungen ihrer Eltern entsprechen; sie wäre ihr Geschöpf und hätte kein eigenes Ich mehr.

Jane, eine fünfundfünfzigjährige Anwaltssekretärin, hatte nach dem Tod ihrer Mutter zugenommen. Bis zum Alter von fünfundzwanzig war Jane ziemlich schlank gewesen und hatte sich wegen ihrer Figur keine Sorgen gemacht. Sie war ein Einzelkind, ihr Vater starb, als sie ein Teenager war und ihr Verhältnis zu ihrer Mutter war sehr gut. Sie heiratete mit zweiundzwanzig. Kurz nach der Hochzeit wurde ihr Mann Tom nach Europa in den 2. Weltkrieg geschickt. Als ihr Mann aus dem Krieg heimkehrte, war ihre Tochter achtzehn Monate alt. Etwa ein Jahr später starb ihre Mutter an Krebs. In den vergangenen eineinhalb Jahren hatte sie sehr viel abgenommen und sah sehr dünn und krank aus. Als die offizielle Trauerzeit vorbei war, fing Jane an, zuzunehmen. Mit 27 wog sie zehn bis fünfzehn Kilo mehr, als sie je zuvor, außer in ihrer Schwangerschaft, gewogen hatte. Sie war ziemlich erschrocken über diese Gewichtszunahme und schob sie zuerst darauf, daß sie seit Carols Geburt kaum noch Sport getrieben hatte. Freunde von ihr meinten, sie habe sich vielleicht während der Schwangerschaft so wohl gefühlt, daß sie durch ihr Übergewicht dauernd schwanger wirken wolle. Diese Erklärung erschien Jane höchst unwahrscheinlich, denn ihre Schwangerschaft war für sie nicht leicht gewesen. Ein Freund, der Psychiater war, entwickelte die Theorie, daß sie schwanger aussehen wollte, damit ihr Mann ihr Aufmerksamkeit und Zuneigung entgegenbringen würde, die sie seiner Meinung nach in ihrer wirklichen Schwangerschaft nicht erhalten hatte. An ihrem Gewicht änderte sich nichts, und da das Modeideal und gesundheitliche Gründe Schlankheit geboten, begab sich Jane schließlich in die Mühle der Schlankheitskuren und Diätspezialisten. Äußerlich führte Jane ein ziemlich zufriedenes Leben – sie verstand sich gut mit Tom, ihrem Mann, und Carol, ihr einziges Kind, hielt auch, nachdem sie erwachsen geworden und das Elternhaus verlassen hatte, einen guten Kontakt zu ihnen aufrecht. Jedoch berichtete Tom, daß Jane fast jede Nacht im Schlaf nach ihrer Mutter rief. Im Laufe der Therapie beschäftigten wir uns eingehender mit dieser Beobachtung Toms. Es wurde Jane immer klarer, daß ihr Zunehmen sehr viel mit dem Tod ihrer Mutter zu tun hatte. Sie stellte das so dar: „Meine Mutter starb an Krebs. Sie hatte einen schlimmen Tod. Bevor sie starb, magerte sie schrecklich ab. Seit der Zeit habe ich das Bedürfnis nach eigener Substanz gehabt, ich glaube, ich habe Angst gehabt, dahinzuschwinden und zu sterben wie sie, wenn ich abnehme." Unter dem Eindruck des Todes ihrer Mutter und wegen ihrer eigenen Angst vor dem Sterben, wenn sie abnehmen würde, bestimmte Jane für sich selbst einen Körperumfang, der ihr sowohl physisch als auch psychisch Wohlbefinden verschaffte. Es stellte sich heraus, daß Jane gar nicht mehr unbedingt so schlank wie in ihren Idealvorstellungen sein wollte, und nachdem sie acht Kilo abgenommen hatte, pendelte sich ihr Gewicht ein.

Der Tod spielte auch bei anderen Frauen, mit denen ich gearbeitet habe, in Bezug auf ihr Dicksein eine große Rolle. Sheila, eine achtundzwanzigjährige Studentin, war zehn, als ihr zwei Jahre älterer Bruder Ivan starb. Von dem Zeitpunk an nahm sie zu. In der Gruppe fanden wir heraus, daß ihr Dickwerden ursprünglich zwei sehr unterschiedliche symbolische Bedeutungen hatte. Für Sheila bedeutete das Fett, daß sie ihren Bruder gewissermaßen bei sich hatte. Sie war sehr gern mit ihm zusammengewesen und hatte sehr viel mit ihm gespielt. Alle waren stolz auf ihn gewesen; er hatte seinen Eltern Freude gemacht und sie hatten mit ihrem erstgeborenen Sohn ehrgeizige Pläne gehabt. Zwei Jahre nach seinem Tod bekamen sie wieder ein Kind, Maureen. Sheila hatte eine große Verantwortung übernommen, denn sie fühlte sich Maureen gegenüber wie eine kleine Mutter und wollte außerdem ihren Eltern den Sohn ersetzen. Für sie war ein Sohn etwas völlig anderes als eine Tochter. Es bedeutete, daß sie sehr gut in Sport sein, gute Noten haben und eine aussichtsreiche Berufslaufbahn einschlagen mußte, damit ihre Eltern stolz auf sie sein konnten. Als Tochter brauchte sie in der Schule nur einigermaßen zu sein, und Erfolg in der Liebe war wichtiger als ein guter Beruf. Als Jugendliche nahm ihr Vater sie oft zum Fußball mit. Es machte ihr sehr viel Spaß dazuzugehören, und von ihm anerkannt zu werden, und sie freute sich darüber, daß sie ein sehr viel besseres Verhältnis zu ihrem Vater hatte, als vorher. In der Therapie stellte sich heraus, daß sie Schuldgefühle hatte, weil es ihr soviel Spaß machte, ihren Vater ganz für sich zu haben. Sie stellte sich vor, daß dies nicht der Fall gewesen wäre, wenn ihr Bruder noch gelebt hätte. Symbolisch bestand die zweite Bedeutung für ihr Dicksein darin, ihre Kurven einzuebnen – sie wollte nicht so weiblich aussehen, damit sie für den Sohn gehalten würde. Als sie im Lauf der Jahre abnahm, wollte sie immer noch wie ein Junge aussehen und ärgerte sich darüber, daß sie trotzdem noch breite Hüften und einen Busen hatte und nie die gewünschte knabenhafte Figur erreichte.

Sheila hatte auf ihre Weise das Problem zu lösen versucht, gleichzeitig den Sohn ersetzen und die kleine Mutter sein zu können. Dieses Mutterverhalten legen sogar schon jüngere Mädchen als Sheila an den Tag. Oft wird von einer siebenjährigen Tochter erwartet, daß sie der Mutter hilft oder sie bei der Beaufsichtigung der kleineren Kinder vertritt.

Melinda, das älteste Mädchen von sieben Geschwistern, erinnert sich gerne an die schöne Zeit, als sie noch ganz klein war, und sie und ihr älterer Bruder zusammen spielten. Als sie sieben war, bekam ihre Mutter wieder ein Baby. Melinda hatte den Eindruck, daß ihre Kindheit vorbei war; sie mußte nicht nur ihre Mutter mit noch einem Geschwister teilen, es wurde von ihr erwartet, daß sie Aufgaben übernahm, für die sie noch viel zu jung war. Als ein Baby nach dem anderen geboren wurde, war Melinda ihnen eine zweite Mutter. Nachdem sie mit achtzehn das Elternhaus verlassen hatte, fühlte sie sich durchaus in der Lage, eine eigene Familie zu gründen. Stattdessen nahm sie zu und erklärte, daß sicherlich niemand ihr zu nahe treten und Annäherungsversuche machen würde, wenn sie wie die Mütterlichkeit in Person wirkte. Sie hatte erstmal genug davon!

Diese schon so früh anerzogene Mütterlichkeit verleitet viele Frauen dazu, ihre Töchter wiederum zur Aufopferung und Entsagung zu erziehen. Florence und ihre Tochter Laura litten beide unter Eßsucht. Florence vertrat die Ansicht, daß das Essen von Süßigkeiten ein Laster ist – noch dazu ein ganz übles. Ihrer Meinung nach war es unanständig, sich einem Vergnügen hinzugeben, besonders wenn es sich um ein körperliches Vergnügen handelt. Essen und körperliche Liebe waren etwas sehr Verführerisches und Aufregendes, also waren sie zu meiden. Florence aß das ganze Jahr über sehr wenig. Wenn sie im Urlaub ordentlich zulangte, fühlte sie sich nachher schuldig und begann sofort, wenn sie zurückkam, mit einer Mayo-Klinik-Diät, damit sie die überflüssigen Pfunde loswurde. Sie hatte einen eisernen Willen und sehr viel Selbstbeherrschung, vor dem Essen hatte sie jedoch richtige Angst. Ihr Mann mußte seine Bonbons im Handschuhfach seines Autos verstecken, und seine Vorliebe für Nachspeisen deuteten ihrer Meinung nach auf seinen schwachen Charakter hin. Laura widersetzte sich diesen Regeln des freiwilligen Verzichts. Sie verachtete ihre Mutter wegen ihrer Knauserigkeit und bezeichnete sie als magersüchtig. Ihrer Meinung nach gönnte sich ihre Mutter beim Essen und beim Lieben keinerlei Vergnügen. Laura wollte genau das Gegenteil, und versuchte, ihr Vergnügen zu haben. Da sich aber das Essen und das Lieben hinter geschlossenen Türen abspielen mußte und immer damit zu rechnen war, daß sie von ihrer Mutter ertappt würde, konnte Laura nicht in dem Maße ihren Neigungen nachgehen, wie sie sich das vorgestellt hatte, und diese Spannungen kamen durch ihre Eßgewohnheiten zum Ausdruck. In der Gruppe lernte sie, beim Essen ihre eigenen Bedürfnisse zu stillen und zu essen, wenn es ihr Spaß machte, ohne daß sie dabei so zunehmen mußte, als wollte sie ihrer Mutter rechtgeben. Sie hatte es nicht nötig, die Verachtung, die sie wegen ihres Gewichts erfuhr, zum Anlaß zu nehmen, um sich selbst etwas Gutes zu tun.

Die Stellung der Frauen innerhalb der Familie bedingt, daß Mütter auch in den Fällen verzichten, wenn nicht genug da ist. Sie sorgen dafür, daß in schlechten Zeiten ihr Mann und ihre Kinder möglichst viel abbekommen. Bringt eine Mutter nicht genug Essen auf den Tisch, so kommt sie sich wie eine Versagerin vor. Bei steigenden Preisen bekommt eine Mutter für ihr Haushaltsgeld immer weniger, auch wenn es allen anderen Hausfrauen genauso geht, so muß sie sich der Familie gegenüber allein verantworten und die Klagen und die Enttäuschung hinnehmen, wenn das Essen nicht zur vollsten Zufriedenheit aller ausgefallen ist. Während der Wirtschaftskrise in den 30-er Jahren traf das in besonderem Maße zu; das Geld war sehr knapp, und es stand nie genug auf dem Tisch. Mütter, die über diese Zeit berichten, sagen, daß sie sich beim Essen sehr zurückhielten, damit für ihre Familie genug da war – sie konnten sich immer irgendwie einschränken, *sie* mußten sich ja nicht in der Schule konzentrieren können oder jeden Tag die Absätze schieflaufen, um eine Arbeit zu finden, deshalb geschah es ihnen ganz recht, daß sie leiden mußten.

Carolyn, deren Jugend in diese Zeit fiel und die anschließend sehr zunahm, erzählte uns: „Ich wurde in der schlechten Zeit groß. Meine Mutter aß so gut wie überhaupt nichts und setzte alle Hebel in Bewegung, damit wenigstens für uns Kinder genug da war. Es reichte jedoch hinten und vorn nicht. Nachdem ich geheiratet hatte, war das erste Mal in meinem Leben genug zu essen da. Ich glaube, ich esse deshalb soviel, damit ich nie mehr diesen schrecklichen Hunger ertragen muß, den ich als Kind dauernd erlebte."

Rose, Carolyns Tochter, die gegen Ende des 2. Weltkriegs geboren wurde, erinnert sich an die Kämpfe, die sie mit ihrer Mutter hatte, weil diese ständig besorgt war, daß sie nicht genug ißt – sie weiß noch, wie sie einen Löffel nach dem anderen für die armen hungrigen Kinder in Europa in den Mund geschoben bekommen hatte, wobei sie nie verstehen konnte, wieso sie ihnen damit helfen würde.

Rose war ziemlich dünn, bis sie mit siebzehn ihr Elternhaus verließ und auf Europareise ging. Als sie zurückkam, waren ihre Eltern sehr erfreut darüber, daß sie zugenommen hatte. Sie selber war jedoch sehr unglücklich über ihr Gewicht – sie fühlte sich dadurch ihnen zu ähnlich. Die nächsten zwölf Jahre schlug sie sich mit dem Hungerkur-Eßgelüste-Syndrom herum. Folgende Beweggründe traten in ihrer Therapie zu Tage. Als sie noch bei ihren Eltern lebte, konnte sie mit ihrem Schlanksein gegen ihre Eltern rebellieren. Ihre Eltern hatte beide Übergewicht und ermahnten sie auch noch dauernd zum Essen. Als sie von zu Hause wegging, führte ihr Konflikt wegen dieser Trennung dazu, daß sie dicker wurde. Durch dieses Fett konnte sie ein Stückchen Zuhause mitnehmen – ihre Eltern. Der kritischste Teil ihrer Therapie war die Abschlußphase. Rose hatte zu dem Zeitpunkt ungefähr fünfzehn Kilo abgenommen und hielt dieses Gewicht, das auch ihren Vorstellungen entsprach. Durch die bevorstehende Trennung von ihrer Therapeutin und ihren Pfunden kamen Probleme zum Vorschein, die mit den Kämpfen in ihrer Kindheit um die Lösung von ihrer Mutter zusammenhingen. Für Rose waren diese Kämpfe ums Essen ein Symbol für ihre Versuche, auf eigenen Füßen zu stehen, eine eigene Persönlichkeit zu entwickeln und eine gewisse Unabhängigkeit von ihrer Mutter zu erlangen. Als dieser Konflikt zum Vorschein kam – auf der einen Seite Roses Interesse ihre eigene Identität zu finden und auf der anderen Seite die Angst vor den psychischen Gefahren, die auf sie lauerten, wenn sie von ihrer Mutter getrennt war – verspürte sie zum ersten Mal die Sicherheit, die Menge ihres Essens selbst bestimmen zu können. Ihr Körper brachte dieses Gefühl größerer Sicherheit zum Ausdruck; er wirkte bestimmt, in sich geschlossen und „kein Fett, das wie Mayonnaise an meiner Mutter klebte".

Der Körperumfang hat für die verschiedenen Frauen unterschiedliche Bedeutungen. In Roses Fall hieß Dicksein stehengeblieben sein, kapituliert haben, alle die vielen zusätzlichen Löffel voll runterschlucken, die sie gar nicht wollte; bei Barbara handelte es sich um den Versuch, ihren Arbeitskollegen gegenüber als Neutrum zu erscheinen; für Harriet repräsentierte der Körperumfang Stärke und Bedeutung: Jane brachte damit ihre Wut zum Ausdruck, und so fort. Und das Dicksein hat nicht nur für die verschiedenen Frauen ganz unterschiedliche Bedeutungen, diese Bedeutungen haben auch zu verschiedenen Zeiten wieder einen ganz unterschiedlichen Stellenwert.

Zu Beginn einer Gruppentherapie gegen Eßsucht sieht eine Frau in ihrem Fett vielleicht nichts anderes als ein Symbol für all das, was ihr an sich nicht gefällt. Vielleicht bezeichnet sie das Fett als einen Ausdruck der ganzen Häßlichkeit und Scheußlichkeit, die sie in sich verspürt. Die Fettschicht verdeckt dieses Schreckliche und enthüllt es aber auch gleichzeitig. Wenn die Gruppe sich mit der Zeit weiterentwickelt und die Frauen feststellen, daß sie ähnliche Erfahrungen gemacht haben, kann es sehr gut sein, daß diese Frau Fett nicht mehr mit Häßlichkeit gleichsetzt, und sie kommt dahinter, daß ihr das Fett in mancher Hinsicht auch genützt hat. Sie kann dann erkennen, daß das Fett in einer schwierigen Situation als Schutz diente. Wenn sie einsehen kann, daß sie mit ihrem Dickwerden auf etwas reagiert hat – auf ihre Mutter, die Gesellschaft, auf bestimmte Situationen – kann sie aufhören, dies als gut oder schlecht zu bewerten. *Es hat ganz einfach stattgefunden.* Es ist äußerst mühsam und enorm schwierig, wenn nicht gar unmöglich, sich zu verändern, wenn man ein negatives Bild von sich hat. Wenn wir die Eigendynamik verstehen, der das Dickwerden unterliegt, können wir das Bewerten aufgeben. Wenn wir nicht mehr werten und akzeptieren, daß das Fett einfach da war, können wir uns der Frage zuwenden: „Nützt mir das Fett momentan?"

Wer sich mit dem Bereich des Unbewußten beschäftigt, sollte sich das Vorhandensein eines Lebens im Unbewußten vergegenwärtigen, wo eigene Kräfte und Symbole herrschen. Diese Symbole müssen erst in die Sprache unserer alltäglichen Erfahrungen übertragen werden, damit wir uns eingehend mit ihnen beschäftigen können. Dann können wir von unserem Bewußtsein aus eingreifen, indem wir die rationalen und scheinbar irrationalen Ängste und Phantasien hinterfragen, die aus dem Reich der Träume und der Einbildungskraft zu uns gedrungen sind. Ich finde mich jetzt in einer Situation, in der ich die Leserinnen gebeten habe, die Eßsucht unter dem Gesichtspunkt zu betrachten, daß ihr ein unbewußter Wunsch danach, dick zu werden, zugrunde liegt. Weiterhin habe ich gesagt, daß das Dicksein erst aufgegeben werden kann, wenn die Motivation dafür klar zu Tage getreten ist. Und jetzt behaupte ich aber, daß die Schutzfunktion, die das Fett erfüllen soll, am wahren Kern der Sache vorbeigeht – daß das Fett selbst gar nicht die Aufgabe erfüllt, die ihm zugeschrieben wird. Wenn eine Frau dem Fett eine starke Schutzfunktion zuschreibt, begibt sie sich in eine Situation, in der sie ohne die Fettschicht dem Leben schutzlos ausgeliefert wäre. Und dieser Zustand wäre wirklich bedrohlich. Wir versuchen, ihr eine andere Alternative anzubieten. Ihr soll klarwerden, daß sie die Eigenschaften, die ihrer Meinung nach das Fett hat, in Wirklichkeit selber besitzt und fälschlich dem Fett zugeschrieben hat.

Als ich die verschiedenen Aspekte der Geschichten der einzelnen Frauen erläuterte, habe ich darauf hingewiesen, daß die Erkenntnis der Bedeutung des Fetts zu einer neuen Beurteilung der Frage führte, ob es denn tatsächlich die Dickleibigkeit war, die die Leute vom Hals hielt, sie als Neutrum erscheinen ließ und ihr dabei half, mit Gefühlen der Wut (des Verletztseins, der Enttäuschung) besser fertigzuwerden, oder ihr mehr Bedeutung verschafft. Wenn es in Wirklichkeit gar nicht das Fett war, das alle diese Funktionen erfüllt hatte, sondern die Frau selbst, stellen sich zwei Fragen:

1. Wie und warum hat sich die einzelne Frau diese Kraft selber

vorenthalten und sie einzig und allein dem Fett zugeschrieben?

2. Wie kann sie diese Kraft wieder zurückgewinnen und sie immer mehr als Bestandteil ihres eigenen Ichs empfinden – als identisch mit ihr selbst? Und zwar so, daß sie nicht meint, gleichzeitig mit ihrem Fett müsse sie auch die ihr eigenen Verhaltensweisen anderen gegenüber und die Art, wie sie mit ihnen zurechtkommt, völlig aufgeben.

In der ersten Frage wird ein äußerst wichtiges Problem angesprochen, das sich aus der Sozialisation der Frauen ergibt. Frauen werden bei einer Reihe von Tätigkeiten, Handlungen, sogar Gedanken davon abgehalten, selber die Verantwortung zu übernehmen. Männer handeln für sie und beschreiben ihre Gefühle. Frauen haben äußerst vielschichtige und reichhaltige Erfahrungen, doch selten werden sie beschrieben oder veröffentlicht. Lediglich in der Literatur konnten Frauen sich schon immer Gehör verschaffen und hatten ein großes Publikum. In den Bereichen, in denen Frauen fast ausnahmslos eine ungeheure Verantwortung übernehmen – bei der Kindererziehung, der Ernährung und der Haushaltsführung – sind ihre Tätigkeiten nicht klar abgegrenzt und genau beschrieben, weil sie für natürlich und unausweichlich gehalten werden. Du mußt das machen, weil es natürlich ist. Und weil es ganz natürlich ist, zählt es nicht. Daher wird es herabgewürdigt. Das Paradoxe ist, daß so viele der in diesem Kapitel beschriebenen Frauen sich eben diesem Weiblichkeitsstereotyp widersetzt haben. Sie haben sich zielbewußt nach außen gewandt und Verantwortung in Bereichen übernommen, die außerhalb ihrer Rollenerwartungen liegen. Sie sind jedoch in einem Selbstbild befangen, das ihnen jede Stärke abspricht, und dieses mangelnde Selbstwertgefühl wird erst verständlich, wenn wir es im Zusammenhang mit einer Kultur betrachten, in der Frauen jegliche Macht innerhalb der Gesellschaft versagt wird. Diese Tatsache kommt darin zum Ausdruck, daß Frauen, die aus ihrer vorgeschriebenen Rolle innerhalb der Gesellschaft ausbrechen, verachtet oder bestraft werden. Wir können uns dann sehr gut vorstellen, wie eine Frau ihr Selbstbild der Vorstellung anpaßt, daß Frauen machtlos sind. Und so kann sich bei ihr auch immer mehr die Vorstellung durchsetzen, daß nicht *sie* unmittelbar Macht hat, sondern das „nicht zu ihr gehörende" Fett. Wenn nicht einfach ihr Fett sondern *sie* selbst sich die Leute vom Hals halten kann, dann steht sie auf eigenen Füßen. Wenn sie auf eigenen Füßen steht und zielbewußt ihre Handlungen selber bestimmt, erreicht sie dann wirklich, was sie will?

Oder wird sie bestraft und von den anderen abgewiesen, weil sie versucht hat, sich selbst zu bestimmen, anstatt den Erwartungen anderer zu entsprechen? Mit einem weiteren Paradox haben wir es bei der Eßsüchtigen zu tun, die sich selbst in schlankem Zustand als die unwiderstehlich sexuell anziehende Frau sieht. Wenn sie dem Vorbild der schlanken, sexuell attraktiven Frau nacheifert – und diesen Anblick bekommt sie von den Massenmedien dauernd vorgesetzt – dann greift sie nach der illusionären Macht, die dieses Leitbild ihr verspricht, jedoch gar nicht liefern kann. Und gerade weil sie hinter dem Leitbild der schlanken sexuell attraktiven Frau nicht auch die Person erkennt, lehnt sie unbewußt dieses Schlanksein ab. Für viele Frauen ist dieses „schlank=sexy=stark" eine Erfahrung von äußerst kurzer Dauer – der Moment, wenn sie einen Raum betritt, der allererste Eindruck von ihr. Danach bemächtigen sich andere dieses Eindrucks und er wird in die Gleichung „schlank=sexy=machtlos" umgemünzt, während sie unter Umständen nicht damit umgehen kann, sowohl schlank und sexuell anziehend zu sein, als auch auf eigenen Füßen zu stehen. Um diese kritische Frage, wie Frauen ihre eigene Sexualität bestimmen und wie sie damit umgehen können, geht es in diesem Dilemma zwischen dick oder schlank immer wieder. Und da ihnen für eine Neubestimmung jede Unterstützung fehlt, verzichten sie auf ihre eigene Stärke und treten sie an ihr Fett ab. Daraus erklärt sich dann sowohl die Entstehung eines Symptoms als auch seine Hartnäckigkeit. Dieses Symptom zu überwinden und die ihm zugeschriebene Macht sich wieder selbst anzueignen heißt, daß du dich selbst ernstnimmst. Und dieses Sich-Selbst-Ernstnehmen ist für Frauen schon immer ein schwieriges Unterfangen gewesen. Dabei sollten wir nicht vergessen, daß Fauen immer einen hohen Preis zahlen, egal ob sie sich durch erwartetes weibliches Verhalten anpassen oder ob sie sich dagegen wehren. Wir stehen vor folgendem Problem: entweder riskieren wir, für unsere Rebellion bestraft zu werden oder wir akzeptieren, daß wir unter der gängigen Frauenrolle zu leiden haben. Vielen Frauen ist aufgefallen, daß schon die Wörter „Mutter" und „Ehefrau" an Selbstverzicht denken lassen, andererseits ruft das entgegengesetzte Frauenbild – berufstätige Frau, alleinerziehende Mutter, Lesbierin – Feindseligkeit und Verachtung hervor.

Nachdem wir uns die Konventionen vor Augen geführt haben, denen Frauen unterworfen sind, wird meines Erachtens auch klar, weshalb wir vielleicht lieber das Fett an unserer Stelle handeln lassen. Wenn du deine Stärke (die du zeitweilig dem Fett überlassen hast) wiedergewinnst, erlangst du auch ein neues Selbstwertgefühl. Dieses neue Selbstwertgefühl verändert unser Bewußtsein, und je klarer uns wird, was wir eigentlich aufgegeben haben, umso leichter fällt es uns, allmählich all das in unser neues Selbstbild zu übernehmen, was uns gehört. Wenn wir die Macht des Fettes übernommen haben, dann können wir es hinter uns lassen.

## WAS BEDEUTET SCHLANKSEIN FÜR ESSÜCHTIGE?

Uns ist klar, daß jede Frau schlank sein möchte. Unsere Frauenleitbilder sind beinahe synonym mit Schlanksein. Wenn wir schlank sind, fühlen wir uns gesund, unbeschwert und weniger eingeengt. Unser Liebesleben wird unkomplizierter und bringt uns mehr Befriedigung. Wir haben mehr Energie und Lebenskraft. Wir können uns schöne Kleider kaufen und uns schmücken und damit bei unseren Liebhabern, Familien und Freunden Anerkennung finden. Wir werden wie die Frau in der Werbung, die immer auf der Sonnenseite des Lebens steht; wir können einer Reihe von Idealbildern entsprechen – können sportlich, sexy oder elegant sein. Wir geben unseren Kindern ein gutes Beispiel. Kein Arzt wird uns jemals wieder wegen unseres Übergewichts dumm anreden. Wir werden bewundert werden. Wir sind schön. Wir werden uns nie wieder am Strand, in einem Kleidergeschäft oder in einem engen, vollbesetzten Auto unseres Körpers schämen müssen. Wir werden nicht zu schwer sein, um auf jemandes Schoß zu sitzen und anmutig genug zum Tanzen. Wenn wir unter vielen Leuten auffallen, dann deshalb, weil wir hübsch sind, und nicht weil wir „abstoßend" wirken. Wir können uns bequem hinsetzen und brauchen keine Angst zu haben, daß irgendwo ein Fettpolster zum Vorschein kommt. Wir werden weniger schwitzen und besser riechen. Es wird uns wieder Spaß machen, auf Parties zu gehen. Wir können wieder ungeniert in der Öffentlichkeit essen, ohne Mißbilligung zu ernten. Wir brauchen uns nicht mehr zu entschuldigen, wenn uns das Essen schmeckt.

Diese Vorstellungen und Wünsche dringen tagtäglich auf unser Bewußtsein ein. Wenn wir uns vorstellen, daß wir schlank sind, finden wir alle etwas Positives, womit wir uns identifizieren können. Solange wir dick sind, sehnen wir uns nach dem Schlanksein ebenso wie nach dem Essen, weil wir uns davon die Lösung für unsere Probleme erhoffen.

Doch obwohl viele von uns schlank sein möchten, haben in Wirklichkeit Millionen von Frauen Probleme mit ihrem Körperumfang oder sind übergewichtig. Eine meiner Thesen in diesem Buch ist nicht sehr einleuchtend. Frauen fürchten sich vor dem Schlanksein. Dicksein erfüllt einen Zweck und bringt Vorteile mit sich. Wir haben die Erfahrung gemacht, daß viele Frauen wirklich Angst vor dem Schlanksein haben. Von ihrem Bewußtsein her möchten die Frauen schlank sein, doch dann straft ihr Körpergewicht diese geäußerte Absicht Lügen, woraus sich schließen läßt, daß das Dicksein eine so wichtige Rolle spielt, daß Schlanksein sich immer mehr als die Kehrseite der Medaille darstellt. Das Dicksein hat für eine Eßsüchtige eine Schutzfunktion; Schlanksein erscheint daher als etwas sehr Beängstigendes – die Frau ist gerade den Dingen ausgesetzt, denen sie durch ihr Dicksein eigentlich entgehen wollte.

Damit du dich in diese Vorstellung hineinversetzen kannst, schlage ich vor, daß du zwei Minuten lang deine Augen zumachst und dir eine Situation vorstellst, in der du heute irgendwann gewesen bist. Das kann bei der Arbeit, beim Einkaufen oder zu Hause gewesen sein.

*Führe dir noch einmal alles genau vor Augen, was in dieser Situation passiert ist ... Achte darauf, was du anhattest ... hast du gestanden oder gesessen und wie bist du mit den Leuten zurechtgekommen ... Warst du aktiv an der Situation beteiligt oder kamst du dir überflüssig vor? ... Versuche, dir soviele Details wie möglich ins Gedächtnis zurückzurufen ... Jetzt stell dir vor, daß du in der gleichen Situaton schlank bist ... Achte ganz besonders darauf, was du anhast und wie du dir in deinem Körper vorkommst. Sitzt du oder stehst du? ... Wie kommst du mit den Leuten zurecht? ... Achte genau darauf, ob du dich ihnen gegenüber jetzt anders verhältst ... Kommst du dir noch überflüssiger vor oder fühlst du dich dazugehörig? ... Wollen die Leute jetzt etwas anderes von dir? ...*

*Wenn du dich mit den Details der Situation vertraut gemacht hast, dann horche einmal in dich hinein, ob dir irgendwelche negativen Gefühle bewußt werden, die durch das Schlanksein in dir hervorgerufen werden. Hat das Schlanksein in dieser Situation für dich irgendetwas Beängstigendes?*

Die Frauen in meinen Gruppen sind oft sehr überrascht, was sie bei dieser Phantasieübung alles über sich erfahren. Anfangs macht es ihnen Spaß, sich selbst als schlank zu erleben, aber dann kommen in Verbindung mit dem Schlanksein Gefühle und Bilder in ihnen hoch, die sich etwa so anhören:

1. Sie kommen sich kalt und abweisend vor.

2. Sie fühlen sich eckig, beinahe zu sehr nach außen abgegrenzt und mit sich selbst beschäftigt.

3. Sie haben das Gefühl, daß die ihnen entgegengebrachte Bewunderung beinahe etwas Herausforderndes hat. Sie fühlen sich nicht in der Lage, die Leute in ihre Schranken zu weisen – besonders, wenn ihnen sexuelles Interesse entgegengebracht wird.

4. Sie wissen nicht, wie sie mit ihrer eigenen Sexualität umgehen sollen; sie fühlen sich jetzt sexuell sehr viel freier, sind sich aber noch unklar darüber, wie sie sich verhalten sollen.

5. Sie haben ihrer Meinung nach zuviel Macht.

6. Sie wissen nicht, wie sie anderen Grenzen setzen können und empfinden deren Aufmerksamkeit als aufdringlich, weil sie sich nicht wehren können. Es beunruhigt sie die Frage, wo sie bei all dieser neuen Bewunderung eigentlich bleiben.

7. Sie fühlen sich in Gegenwart anderer Frauen, die sie rivalisierend mustern, unbehaglich.

8. Sie sind von ihrem Bedürfnis, alles in Ordnung bringen, ein perfektes Leben führen zu wollen, äußerst beunruhigt. Sie haben das Gefühl, daß es keine Entschuldigungen mehr für die Schwierigkeiten gibt, mit denen sie in ihrem Leben zu kämpfen haben. Sie fürchten, daß sie sich von dem ganzen Leid, für das ihr Fett ein Ausdruck war, trennen müssen. Besonders beunruhigt sind sie über die Vorstellung, daß kein Platz mehr für traurige Gefühle bleibt, wenn sie schlank sind, und daß niemand bemerkt, wie schlimm sie dran sind. Von der Beschäftigung mit dem eigenen Körperumfang, wie sie in diesen Phantasievorstellungen zum Ausdruck kommt, sind Frauen ständig sehr stark in Anspruch genommen. Es ist sehr wichtig, sich das klarzumachen, denn diese Leitbilder stellen die einzigen, allgemein anerkannten Muster für weibliches Verhalten in unserer Gesellschaft dar.

Ich möchte jetzt alle diese Gefühle der Reihe nach betrachten und aufzeigen, warum diese Ängste immer wieder auftauchen, wenn Frauen diese Phantasieübungen machen.

1. Die Befürchtung, daß Schlanksein mit Gefühlskälte einhergeht, ist uns allen vertraut. Wir wissen, wie tief unsere Identität in der Vorstellung von der Frau als der Gebenden, Umsorgenden verwurzelt ist. Wenn wir uns selbst als kalt und abweisend erleben, befinden wir uns in einem direkten Konflikt mit dem, was wir als

kleine Mädchen gelernt haben. Wer von uns kann schon gelassen die Aspekte an sich akzeptieren, die sich gegen diese gebende, umsorgende Frau auflehnen? Wir fürchten uns deshalb so sehr davor, als kalt zu erscheinen, weil wir diese Seite an uns so selten zum Vorschein kommen lassen. Annie, eine achtundfünfzigjährige Lehrerin, die bald Großmutter wird, sagte: „Ich habe mich mein ganzes Leben lang darum bemüht, um mich herum eine warme Atmosphäre zu schaffen. Wenn ich mir mich jetzt schlank vorstelle, komme ich mir eisig und erstarrt vor, wie eine ausgemergelte Ausgabe von mir. Ich würde nicht mehr in mein Leben hineinpassen. Es ist genauso, als würde ich aufhören, ein lebhafter, warmherziger und aufgeschlossener Mensch zu sein, und genauso sehe ich mich aber selbst." So wie wir befürchten, daß ein Bonbon essen gleich die ganze Tüte bedeutet, meinen wir, daß jedes kühle Verhalten, das wir an den Tag legen, ein Beweis für unsere Kälte ist. Von uns wird Fürsorglichkeit und Aufopferungsbereitschaft verlangt, und obendrein erwarten wir das auch noch von uns selbst. Sehr viele unserer täglichen Beziehungen zu anderen drehen sich um deren Wohlergehen. Kälte, auch nur für einen kurzen Augenblick, bedeutet die Verleugnung unserer eigenen Identität als Frau.

2. Das Gefühl von Eckigkeit und zu starker Abgrenzung schafft Probleme, weil wir daran gewöhnt sind, in unserer Persönlichkeit von anderen festgelegt zu werden. Ich meine damit unsere Anpassung an die Erwartung anderer an uns, weil unsere Stellung in der Gesellschaft uns an einer eigenen Identitätsfindung hindert.

Wir sind auf die Anpassung an die traditionellen Frauenrollen festgelegt. Unser Kampf um Selbstbestimmung stößt auf Neugier, mangelnde Unterstützung oder sogar Feindseligkeit. Diane, eine kanadische Psychiaterin, die sich wegen Eßsucht selber in Therapie befand, äußerte eine häufig zu hörende Befürchtung. Sie machte sich Sorgen darüber, daß die Leute denken würden, sie sei in Wirklichkeit nur an sich selbst und gar nicht an anderen interessiert, wenn sie nicht mehr dick wäre. Wäre sie schlank und schön (diese beiden Eigenschaften gehörten in ihrer Vorstellung zusammen), so wäre sie auch eitel und mit sich selbst beschäftigt, denn für das Schlanksein müßte sie sehr hart an sich arbeiten. Diane hatte das Gefühl, daß ihr Dicksein ihre Empfindungen in bezug auf ihre eigene Wichtigkeit verdeckten; wäre sie schlank, dann würden diese Gefühle zum Vorschein kommen. Da Dianes Beruf darin bestand, anderen zu helfen, war ihr die Vorstellung von einer so starken Beschäftigung mit sich selbst zuwider. Viele Frauen kennen dieses Unbehagen. Wir sind dazu erzogen worden, uns um andere zu kümmern, deshalb haben wir oft Schuldgefühle, wenn uns klar wird, daß wir eigene Bedürfnisse, Wünsche und Sorgen haben, die eigentlich vorgehen. Dieses Dilemma war bei Diane besonders akut. Ihr fiel auf, daß sie vor jeder Sitzung mit Patienten noch schnell einige Kekse runterschlang. Ihrer Ansicht nach erreichte sie damit zwei Dinge: sie blieb dick – was für sie Stabilität und Zuversicht bedeutete; und sie konnte so verhindern, daß sie durch die Beschäftigung mit sich selbst in einen Konflikt zu ihrer Arbeit geriet. Mit den Keksen schluckte sie auch ihre Gefühle hinunter.

3. Auch das Bewundertwerden hat seine Nachteile. Wenn wir schlank sind und bewundert werden, haben wir oft das Gefühl, nur unser Körper fände Anerkennung. Der Körper einer Frau war ihr wichtigster Besitz; für ihr Selbstwertgefühl spielt es eine wichtige Rolle, wie er im Vergleich zu den Körpern anderer Frauen abschneidet. Durch ihr Aussehen wird die Wahl bestimmt, die sie in bezug auf Liebhaber und den Ehemann hat. Für sie ist der gute Eindruck, den sie durch ihr Aussehen macht, von sehr viel größerer Bedeutung als für ihr männliches Gegenüber. Dies ist natürlich eine absurde Einstellung – sich einer Bewertung auf Grund der gängigen Mode und der sexuellen Attraktivität auszusetzen! Was ist mit dem aktiven, denkenen Teil von uns? Schlanksein bringt also Befürchtungen mit sich, ob wir noch als Person und nicht nur als Sexualobjekt betrachtet werden.

4. Der Wunsch nach Sexualität ist ambivalent. Einerseits verbinden viele Frauen Schlanksein mit sexueller Attraktivität und finden, daß sie mehr Möglichkeiten bei der Wahl eines Partners haben. Wenn sie schlank sind, finden sie es durchaus legitim, sich denjenigen zuzuwenden, die sie interessieren; als Übergewichtige meinen sie, sie müßten warten, bis der Mann oder die Frau sich durch ihre Fettschichten bis zu ihrer eigentlichen Person hindurchgekämpft hat. Auf der anderen Seite haben viele Frauen Angst vor dieser neuerworbenen Sexualität, die ihnen das Schlanksein verspricht. Viele meinen, daß sie sich jetzt sexuell anders verhalten als bisher. Eine in den Gruppen häufig geäußerte Sorge lautet: „Wenn ich abnehme und sehr attraktiv bin, bin ich auch für andere Männer außer meinem Mann vielleicht begehrenswert, und ich möchte auf keinen Fall unsere Beziehung in Gefahr bringen." Wir haben so wenig Einfluß darauf, wie sich unser Sexualleben gestaltet und deshalb fällt es uns auch oft sehr schwer, unsere sexu-

ellen Bedürfnisse zu erkennen, geschweige denn auszuleben.

Eine der Frauen aus meinen Gruppen drückte das so aus: „Wenn ich weniger werde, sehen die Leute mehr von mir, ich bin preisgegeben. Und das, was zum Vorschein kommt, ist meine Sexualität. Wenn ich dick bin, kann ich sie mit Fröhlichkeit überspielen und so tun, als hätte ich gar keine. Wenn ich schlank bin, tritt meine ungebändigte Sexualität zu Tage, die mir schrankenlos vorkommt, weil ich so selten schlank bin, daß ich gar nicht dazu komme, mich mit meiner eigenen Sexualität wohlzufühlen."

Darstellungen weiblicher Sexualität werden uns auf Reklametafeln, im Fernsehen und im Kino dauernd präsentiert. In Werbungen für Autos oder Traktoren sind häufig Frauen abgebildet, die auf dem angebotenen Gegenstand drapiert sind. Weibliche Sexualität wird so in den Augen der Männer und auch der Frauen zum Konsumgegenstand.

Diese letzte Feststellung beinhaltet wiederum weitere Komplikationen. Die Sexualobjekte der Männer sind Frauen. Die Sexualobjekte der Frauen sind aber ebenfalls Frauen, denn Sexualität wird normalerweise an Hand von Abbildungen von Frauen dargestellt. Deshalb sind Frauen sehr verunsichert, wenn sie nicht der Vorstellung entsprechen, auf die sie festgelegt sind. Wie kann eine Frau für sich Sexualität beanspruchen, wenn sie ganz anders als die sexuell vitale Frau in der Werbung oder in den Modezeitschriften aussieht?

Aber wieso soll Schlanksein ein sexuelles Problem sein? Für viele liegt die Antwort in der Tatsache, daß sie durch Übergewicht ihrer Sexualität ausweichen konnten. Eine Frau, die ihre sexuellen Probleme dadurch zu lösen versucht, daß sie ihrer Sexualität aus dem Weg geht, macht es sich zwar sehr schwer, doch vielleicht erscheint dieser Weg den Frauen, für die Schlanksein und sexuelle Attraktivität das gleiche bedeuten, sicherer. Wie bei allen Phantasien im Zusammenhang mit Schlanksein erarbeiten wir in den Gruppen neue Möglichkeiten des „nein" und „ja" zur Sexualität, so daß wir uns unabhängig von unserem Gewicht um das Erkennen unserer sexuellen Bedürfnisse bemühen können. Wenn das Fett also als Ausdrucksform für das „nein" zur Sexualität diente, dann müssen wir lernen, unseren Mund zum Sprechen zu benutzen, um das „nein" geltend zu machen und nicht mehr hoffen, daß die Welt wie durch ein Wunder begreift, daß das Essen, das wir gerade in den Mund schieben, ein Versuch war, „nein" zu sagen. Unser Mund hat zwei wichtige Funktionen – wir können damit sprechen und essen. Manchmal machen Eßsüchtige sich Sorgen, ob ihr Mund diese erste Funktion verlernt hat.

5. Es gibt auch sehr viel tieferliegende Gründe für den Widerstand gegen das Schlanksein. Viele Frauen entdecken, daß das Schlanksein für sie mit der Angst vor zuviel Macht zusammenhängt. Mädchen wird in unserer Kultur von Anfang an beigebracht, daß ihre Rolle die der Lebensgefährtin eines starken Mannes sein wird. Ihre eigene Identität leitet sich aus der Position ihrer Männer ab; sie sind die Ehefrau und fürsorgliche Mutter und die treibende Kraft ihrer Männer. Den Mädchen wird ein eigener Machtanspruch außerhalb ihrer Rolle als Mutter ständig ausgeredet. Für viele Frauen bedeutet Schlanksein, daß sie mehr erlangen, als ihnen zusteht und daß sie ihren angestammten Platz in der Gesellschaft verlassen haben.

Durch Macht sehen sich Frauen vor drei, miteinander verknüpfte Probleme gestellt: Das erste Problem entsteht aus dem Bild, das in der Kultur von mächtigen Frauen überliefert ist; das zweite Problem ergibt sich aus der Erziehung der Mädchen; das dritte bezieht sich auf die eingebildeten oder wirklichen Folgen, die Macht nach sich zieht. Die wenigen berühmten Beispiele mächtiger Frauen werden entweder mit Zerstörung gleichgesetzt – so die schöne Helena oder Kleopatra – oder es wird ihnen ein kastrierter Mann an die Seite gestellt, wie bei Maggie aus der Comicserie *Maggie and Jiggs*. (Comicserie in amerikanischen Zeitungen.)

Die allmächtige Mutter ist nur *als Mutter* machtvoll. Sobald der Vater heimkommt, übernimmt er wieder die Autorität von *seiner Frau*. Ein kleines Mädchen muß also sehr verwirrt sein, wenn sie die Erfahrung macht, daß die Macht ihrer Mutter, die weibliche Macht, von der ihres Vaters aufgehoben wird, jedoch gleichzeitig diese männliche Macht Rücksichtslosigkeit und Konkurrenzkampf bedeutet.

Wenn sie älter wird, gewöhnt sie sich langsam daran, als Mensch zweiter Klasse zu gelten. Ihre Mutter bringt ihr bei, daß sie anderen gegenüber nachgeben muß (so wie sie selbst es ihrem Mann gegenüber tut) und daß sie die Gestaltung ihres Lebens besser anderen überläßt. Unsere Vorstellungen von Weiblichkeit klammern Macht und Einfluß aus, denn für eine Frau ist das gleichbedeutend mit Egoismus – und wenn wir in unserem eigenen Interesse handeln, vernachlässigen wir andere.

Für Frauen, die zu machtvoll werden, besteht die Gefahr der

Isolation. Für eine Frau, die stark ist und auf eigenen Füßen steht, kann die Tatsache, daß sie niemanden braucht, beängstigend sein, und vielleicht befürchtet sie, daß sie einsam und zu sehr auf sich selbst bezogen ist. Durch die Reaktionen von anderen werden diese Ängste noch verstärkt. Die Haltung von Männern zu Selbständigkeitsbestrebungen von Frauen wird durch die häufige Bemerkung „Die braucht nur einen Mann, das ist alles", deutlich.

Auch andere Frauen sind oft keine große Hilfe für Frauen, die einen Versuch zur Selbständigkeit unternehmen. Sie fühlen sich bedroht, beneiden diese Frauen oder kommen sich betrogen vor. Wenn wir also den uns zugewiesenen Platz verlassen, indem wir uns zunächst als stark denken und dann als starke Person handeln, meinen wir vielleicht, uns damit in eine riskante Situation gebracht zu haben. Die Behandlung dieses Problems ist Bestandteil unserer Gruppenarbeit. Wir versuchen zu ergründen, warum Frauen so erzogen werden, daß sie diese zweitrangige Rolle akzeptieren, und untersuchen die Machtverhältnisse in den einzelnen Familien und den besuchten Schulen.

6. Das Problem der eigenen Abgrenzung schafft komplizierte Ängste, von denen fast alle Frauen betroffen sind. In der psychoanalytischen Literatur gibt es zahllose Hinweise auf dieses Problem. Mit Abgrenzung ist die Bestimmung des Raumes gemeint, den wir ausfüllen – wo wir beginnen und wo wir aufhören. Der Grund für diese Abgrenzungsschwierigkeiten ist gesellschaftlicher Art und hat mit der Entwicklung der weiblichen Psychologie zu tun. Die weibliche Rolle verlangt von den Frauen fürsorgliches Verhalten, sie sollen den Menschen, die ihnen nahestehen, emotionalen Halt bieten. Sie sollen ihre Interessen mit denen anderer in Einklang bringen und ihre Erfüllung in der Anpassung ihrer Bedürfnisse und Wünsche an die ihrer Männer oder Kinder finden, die ihren Lebensinhalt darstellen. Sie werden mit allen Mitteln daran gehindert, sich ökonomisch oder emotional unabhängig zu machen. Das Dicksein kann paradoxerweise gleichzeitig den Versuch in anderen aufzugehen und das Verlangen nach einer undurchdringlichen Mauer um sich herum ausdrücken. Ebenso ist für viele Frauen das Schlanksein mit Abgrenzungsschwierigkeiten verbunden. Wenn das Dicksein für eine Frau Ausdruck ihrer Eigenständigkeit war und dazu diente, Raum um sich zu schaffen, dann bedeutet Schlanksein für sie Verletzlichkeit und Wehrlosigkeit. Maggie, eine achtunddreißigjährige Angestellte, meinte: „Fiele mein Gewicht als Schutzschicht weg, dann würden die Leute mir zu na-

he kommen. Die Dinge würden mir aus der Hand gleiten und ich wäre ausgeliefert." Vielleicht werden diese Erfahrungen durch eine grafische Darstellung anschaulicher.

In der Zeichnung A ist die Frau dick, und ihr eigentliches Ich befindet sich für sie irgendwo innendrin. Das Fett dient ihr als Schutz für ihre vermeintliche Verletzlichkeit.

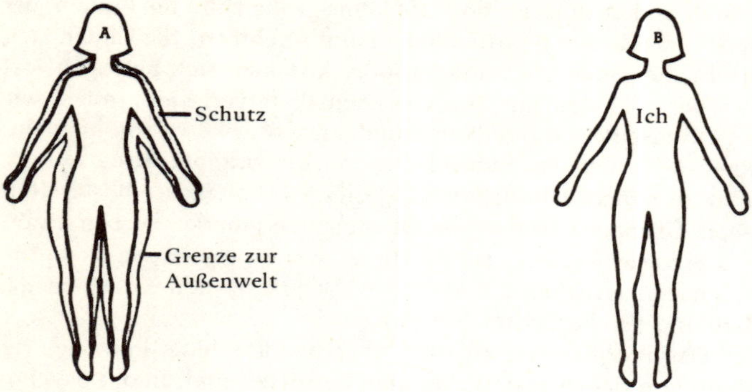


Ihrer Vorstellung nach verliert sie mit dem Gewicht gleichzeitig auch ihre Schutzschicht gegenüber der Außenwelt. Durch den Verlust festgelegter Abgrenzungen des eigenen Ichs tritt dann einer von den beängstigenden Zuständen ein, die sich Frauen vom Abnehmen erwarten. Sie hat diese Ängste, weil sie befürchtet, daß die Leute auf sie eindringen. Vielleicht könnte sie mit Hilfe des Dickseins eine gewisse Distanz zu den Leuten wahren. Ihrer Meinung nach liegt es an dem Fett, daß Leute nicht von sich aus auf sie zukommen, und sie fühlt sich auch nicht dazu berechtigt, sich anderen zuzuwenden. So entsteht die Befürchtung, daß ihr die Leute ganz massiv den Raum, den sie um sich geschaffen hat, streitig machen und in sie eindringen könnten. Wir können auch hier wieder sehen, daß das Dicksein und das Schlanksein Eßsüchtigen dazu dient, mit ihren Beziehungsschwierigkeiten fertigzuwerden.

7. Ein sehr schwieriges Problem stellt für Frauen das Konkurrenzdenken dar. Sie müssen sich in eine Konkurrenzsituation begeben, damit sie den Mann finden, der angeblich dann für sie sorgt und ihre Sexualität legitimiert Die Konkurrenz unter Frauen ist

äußerst hart und schmerzend, selbst wenn sie unbewußt abläuft. Sie führt dazu, daß wir uns gegenseitig abschätzen, um uns dann entweder wohl oder unwohl zu fühlen, wenn wir mit anderen zusammen sind. Auf Parties messen wir unbewußt unsere eigene Attraktivität an den anwesenden Frauen und stellen eine Rangordnung auf. Ein solches Verhalten ist so sehr Bestandteil unserer Kultur, daß es sogar zu einer Institution geworden ist. Als degradierendstes Beispiel können hier wohl die Misswahlen gelten, bei denen Frauen auf Grund ihrer Schönheit und Persönlichkeit miteinander konkurrieren. Für viele Frauen ist das Dickwerden ein Versuch, diese Konkurrenzgefühle zu vemeiden. Wenn sie dann wieder schlank werden wollen, kommen auch die Konkurrenzgefühle wieder hoch. Viele Frauen wissen nicht, wie sie mit ihren eigenen Konkurrenzansprüchen oder der Feindseligkeit umgehen sollen, die sie damit ihrer Meinung nach bei anderen Frauen auslösen.

8. Eine weitere, sehr häufig geäußerte Angst kommt schließlich in der Bemerkung Pennys, einer vierundzwanzigjährigen Lehrerin zum Ausdruck. Obwohl ihr ihre Arbeit Spaß machte, sie viele Freunde hatte und ihre Liebesbeziehungen befriedigend waren, hatte sie das Gefühl, daß vieles in ihrem Leben nicht in Ordnung war. An eine Gewichtsabnahme von fünf Kilo knüpfte sie die Erwartung, daß ihr Leben dann in glatten Bahnen verlaufen würde. Dem stand ihrer Meinung nach bislang ihr Übergewicht im Wege. Als wir dieser Ansicht nachgingen, stellte sich heraus, daß für sie Schlanksein mit Tüchtigkeit und Selbstvertrauen einhergingen. Die Möglichkeit von Mißerfolgen gab es in ihrem Leben nicht mehr – wenn sie schlank wäre, was könnte da noch schiefgehen. Wenn sie schlank wäre, hätte sie keine Ausdrucksmöglichkeit mehr für Leid und Traurigkeit. Ihr wurde klar, daß ihr Übergewicht ihr als Begründung dafür gedient hatte, warum nicht alles so glatt ging. Sie hatte Angst davor, daß sie ohne diesen Entschuldigungsgrund nicht in der Lage sein würde, ihr Leben so in den Griff zu bekommen, wie die Massenmedien ihr das versprachen. Sie kam zu dem Schluß: „Wenn ich wirklich so schlank bin, wie ich mir das vorstelle, dann muß mir ganz einfach alles gelingen!"

Bevor wir uns im einzelnen mit den realen Erfahrungen der Eßsüchtigen beim Abnehmen beschäftigen, möchte ich noch darauf eingehen, daß sowohl die Vorstellungen als auch die Erfahrungen mit dem Schlanksein widersprüchliche Botschafen beinhalten. Die

Frauen verbinden mit Schlanksein und Dicksein Eigenschaften, die in krassem Gegensatz zueinander stehen. Eine Frau sagt zum Beispiel: „Schlank fühle ich mich schwach und verschwinde fast.” Ihr dickes Ich stellt sich vor, daß ihr das Übergewicht Kraft und Bedeutung verleiht. Wir kommen jedoch darauf, daß dieselbe Frau Schlanksein mit Drahtigkeit und Stärke verbindet und Fettleibigkeit für sie genau das Gegenteil bedeutet, nämlich Schlaffheit und Unbestimmtheit – eine Null sein.

Wir alle stoßen in unserem täglichen Leben ständig auf Widersprüche. Daß eine Eßsüchtige widersprüchliche Gefühle in Verbindung mit ihrem Körperumfang hat, ist nicht so selbstverständlich. Von Ernährungsexperten, Psychologen, Ärzten und in den Diät- und Schönheitsseiten der Frauenzeitschriften werden gerade diese Probleme, die bei der Durchbrechung des Teufelskreises dick-schlank, Diät-Heißhunger so zentral sind, selten angesprochen.

Sehr oft haben Eßsüchtige beim Abnehmen und Schlankwerden schon einmal schlechte Erfahrungen gemacht. Dafür gibt es viele Gründe, auf die ich im weiteren näher eingehen werde. Durch einige einführende Feststellungen möchte ich jedoch zuerst einen Zusammenhang herstellen, damit die unterschiedlichen Gründe besser verständlich sind.

Die negativen Vorstellungen vom Schlanksein sind meistens unbewußt. Das heißt also, daß sie im Wachzustand nicht präsent sind. Durch die Phantasieübungen in diesem Buch bekommen wir Hinweise auf jene Ideen, die uns im allgemeinen nicht bewußt sind. Unbewußte Vorstellungen haben im täglichen Leben eines Menschen ebenso viel Bedeutung wie die bewußten Wünsche, Gedanken und Handlungen. Das Unbewußte ist ein aktiver Bestandteil von uns. Wenn wir uns um eine Veränderung unseres Verhaltens oder unserer Gefühle bemühen und dabei keinen Erfolg haben, dann untersuchen wir die Gründe, die uns im Wege stehen. Die Gesellschaft und unsere Umwelt spielen hierbei eine große Rolle und dürfen auf keinen Fall unterschätzt werden, doch unser unbewußtes Wollen – das aus der Unterdrückung gesellschaftlich nicht akzeptierter Wünsche entstanden ist – greift ganz entscheidend ein und verdient deshalb Beachtung.

Durch die Behandlung von Themen wie Körperumfang und Selbstbild in den Gruppen wollen wir einander bei der Arbeit helfen, die wir emotional leisten müssen, damit dieses Mal alle Aspekte des Schlankseins einbezogen und viele der möglichen Gefahren ausgeschaltet werden können. Das bedeutet im einzelnen, daß wir:

1. die Vorstellungen der Frauen über das Schlank- und Dicksein sowohl im Bewußtsein wie im Unterbewußtsein untersuchen,

2. diese Vorstellungen losgelöst vom Körperumfang betrachten, so daß die verschiedenen Eigenschaften, die eine Frau ihrem Körperumfang zuschreibt, direkt mit ihr selbst und nicht mehr mit ihrem schlanken Ich oder ihrem dicken Ich zu tun haben,

3. den Frauen eine Alternative zum Essen aufzeigen, die ihnen dazu verhilft, sich zu schützen, zu behaupten und selbst zu bestimmen.

Die Ängste vor dem Schlanksein, die Eßsüchtige auf Grund früherer Erfahrungen beim Abnehmen haben, sind sehr unterschiedlich. Doch eine Angst haben fast alle Eßsüchtigen unabhängig von ihrer persönlichen Geschichte gemeinsam – die Angst vor einer Diät. Die einzige Möglichkeit, die eine Eßsüchtige im allgemeinen zum Abnehmen hat, besteht darin, sich beim Essen drastisch einzuschränken. Da ihr Körperumfang sie so sehr beschäftigt, erwartet sie von einer Diät, daß sie Wunder wirkt, sobald sie sich zum Hungern entschlossen hat. Vielen Frauen ist es tatsächlich so ergangen, daß sie sich durch den enormen Kraftaufwand, den das Aufraffen zum Hungern und die drastische Einschränkung erfordern, wunderbar, rein, unangreifbar, wie auf Wolken schwebend gefühlt haben. Sie sind solange ausgeglichen, bis sie wieder schwach werden und die Selbstbeschuldigungen beginnen. Nachdem sie die Diät verherrlicht haben, bedeutet das Abbrechen einen Rückfall in den schrecklichen Zustand der Eßsucht.

Die Erfahrungen, die eine Frau bei einer Diät macht, spielen sich auf zwei Ebenen ab. Die eine Ebene ist die, auf der sie sich großartig fühlt und die es ihr ermöglicht, die Diät einzuhalten, indem sie selbstgerecht und geringschätzig auf ihre früheren Eßgewohnheiten zurückblickt. Auf der anderen Ebene wird die Eßsüchtige durch das Essen nach Tabellen und Vorschriften immer wieder daran erinnert, daß sie kein Vertrauen zu sich haben kann. Wenn sie dann abgenommen hat, kann sie diesen Zustand, normalgewichtig und wie jede andere zu sein, nur dadurch beibehalten, daß sie sich weiterhin einem Diätzwang aussetzt und entschlossen das Ungetüm Eßsucht bekämpft und es in Schach hält.

Durch diesen Kampf gegen ihre Eßgelüste bringt sich eine Frau in eine äußerst prekäre Situation. Sie macht sich immer noch genauso viele Gedanken über das, was sie essen oder nicht essen kann, und ist in den seltensten Fällen davon überzeugt, daß durch das Diäthalten diesmal ihre Probleme mit dem Essen gelöst werden. Wenn für eine Eßsüchtige das Leben im Essen besteht, so findet die Diät außerhalb ihres Lebens statt und wird als unwirklich empfunden. Die Sucht mit allen ihren Begleiterscheinungen bleibt weiterhin bestehen: „Hoffentlich kann ich den Pommesfrittes und der Nachspeise widerstehen!" „Ob ich wohl von den Sachen essen kann, die es bei Joyce zum Abendessen gibt, oder ob sie zu dick machen?" Durch diese Spannungen werden die Zweifel an ihrem Durchhaltevermögen noch verstärkt. Überall lauert das Schreckgespenst der Massigkeit. Eine Eßsüchtige gelangt niemals zu der Zuversicht, daß sie schlank bleiben wird. Sie ist schlank geworden, eine Frau, die anders aussieht und anders handelt als ihr dickes Ich, aber sie ist eine Neue Frau, mit der sie nicht besonders vertraut ist. Sie hat es mit einer Frau zu tun, bei der sie nicht weiß, ob sie ihr vertrauen kann oder sie richtig kennenlernen wird, weil sie nicht weiß, wie lange sie schlank sein wird. Wenn sie gewöhnlich zwei Monate im Jahr schlank ist, wofür sie einen Monat lang gehungert hat, und die übrigen neun Monate dick, dann ist ihr ihr dickes Ich wahrscheinlich sehr viel vertrauter. Sie ist von einer längeren Existenz ihres schlanken Ichs nicht sonderlich überzeugt und hat deshalb diesem Ich gegenüber ein Verhältnis voller Mißtrauen. Darum haben ihre schlanken Perioden bedenkliche Auswirkungen, durch die ihr Selbstvertrauen nicht gerade gestärkt wird. Außerdem muß sie sich auch noch mit einem neuen Körper anfreunden, mit einer kleineren Ausgabe von sich. (Wir kommen uns meistens in unserer Wirkung auf andere, allein schon weil wir Frauen sind, so unbedeutend vor, daß uns eine weitere Einschränkung unserer körperlichen Anwesenheit beinahe irrwitzig vorkommen muß.) Mit dieser Fremdheit ihrem Körper gegenüber geht eine drastische Veränderung ihres Selbstbildes einher. Viele Frauen erzählten uns, daß ihnen ihre Kleidung sehr ungewöhnlich vorkam, nicht nur wegen der kleinen Größe, sondern auch wegen des Stils, den sie gewählt hatten. Vom Schlanksein hatten sie sich auch die Erfüllung der Kleiderwünsche versprochen, die sie sich versagen mußten, solange sie dick waren. Das kann zum Beispiel Kleidung sein, die den Körper betont – ein Tabu für übergewichtige Frauen. „Wenn ich dick bin, habe ich schrecklich auszusehen und verdiene keine hübsche Kleidung." Dadurch, daß sie anders angezogen waren, verhielten sich diese Frauen anderen gegenüber auch anders. Sie merkten jedoch, daß sie den Reaktionen, die sie auslösten, hilflos gegenüberstanden. Kate, einer Anthropologiestudentin, passierte folgendes: Sie war, als sie gerade einmal schlank war, mit Bluejeans und einer durchsichtigen Bluse auf einer Party erschienen (anstatt ihres obligatorischen Hängers mit einer Hose darunter) und merkte, daß ihre Freundinnen, die ihr anfangs Komplimente gemacht und sie sehr bestärkt hatten, um sie herumschlichen, sobald ihre Ehemänner und Freunde sich mit ihr unterhielten. Kate befürchtete, daß die anderen Frauen eifersüchtig waren und sie vielleicht ablehnen würden, doch sie wußte nicht, wie sie deren Ehemänner loswerden sollte. In der Gruppe diskutierten wir die verschiedenen Bedeutungen dieser neuen Kleidung. Am Ende der Diskussion war sie entschlossen, beim nächsten Mal, wenn sie wieder abgenommen hatte, sich ruhig, gut und sinnlich in ihrer Kleidung zu fühlen, ohne daß dadurch für ihre Freundinnen gleich eine Bedrohung von ihr ausging. Sie nahm sich vor, mit ihren Freundinnen über ihr neues und noch sehr instabiles Verhältnis zu ihrem Körper zu sprechen und ihnen klarzumachen, daß sie nicht an ihren Partnern interessiert sei. Das half ihr auch bei der Klärung von eigenen Unsicherheiten in bezug auf sinnliche und körperbetonte Kleidung.

Die Vorstellungen vom eigenen Körper und die ihm zugeschriebenen Schutzfunktionen sind von großer Bedeutung. In den Gruppen behandeln wir diese beiden Probleme so: Wir unterstützen die Gruppenmitglieder dabei, die körperlichen Aspekte des Dickseins zu akzeptieren. Das Akzeptieren der eigenen Person ist das Hauptziel in der Gruppe; nur so kann auf die Dauer eine Gewichtsabnahme erreicht und die Sucht aufgegeben werden. Wir streben eine Situation an, in der die Frauen wirklich in Erfahrung bringen, was das Dicksein für sie heißt und welche verschiedenen Eigenschaften sie ihm zuschreiben. Wenn sie dann abnehmen, braucht das, was das Fett ihnen bedeutet hat, nicht verloren zu gehen. Sie haben dann nicht das Gefühl, daß ihnen eine Schutzschicht verloren geht, sie wachsen in ihre Körper hinein und bekommen dadurch das Gefühl, daß ihr ganzer Körper zu ihnen gehört, den sie dann auch unbeschadet schrumpfen lassen können. Diese Zeichnungen sollen den Vorgang veranschaulichen, den wir in den Gruppen in Gang setzen.

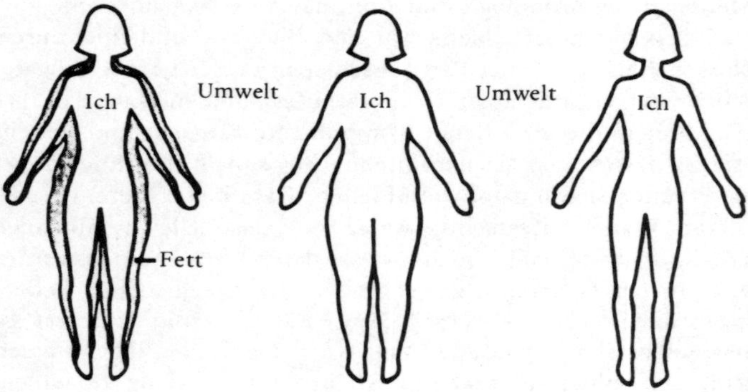


Zur Unterstützung bei der schwierigen Zielsetzung, die eigene Person zu akzeptieren, und bei der Vorbereitung auf einen neuen schlanken Körper und ein neues Selbstbild, wenden wir folgende Strategien an. Mach dir dabei klar, daß du etwas erst besitzen mußt, bevor du es verlieren kannst. Erst einmal mußt du deinen Körper in seiner Massigkeit akzeptieren, dann kannst du dich davon lösen. Mit einem großen unverzerrten Spiegel fängst du an. Gruppenmitglieder nehmen sich jeden Tag etwas Zeit – anfangs vielleicht nur wenige Minuten – und betrachten ihren Körper. Die meisten Eßsüchtigen kennen ihr Gesicht sehr genau, setzen aber ihren Körper nicht in Beziehung dazu. Wir wollen in diesen Übungen eine gute Beobachtung unserer Körper erreichen. Der Spiegel soll uns dazu dienen, uns ganz neutral zu betrachten, ohne Bewertung unseres Spiegelbildes. Dieses Vorhaben ist für viele Frauen sehr beängstigend und macht ihnen Schwierigkeiten, denn meistens schneiden sie eine Grimasse oder machen eine abfällige Bemerkung, wenn sie zufällig ihren gesamten Körper im Spiegel sehen. Wir haben uns so sehr daran gewöhnt, unerfreuliche Anblikke nach Möglichkeit zu vermeiden, daß wir mit gesenktem Blick an Schaufensterscheiben vorbeigehen, damit unser Spiegelbild ja nicht plötzlich vor uns auftaucht und unangenehme Gefühle auslöst. Deshalb schlagen wir den Frauen in den Übungen vor, daß sie ihr Spiegelbild anfangs einmal so betrachten wie ein Kunstwerk, z.B. wie eine Skulptur, und sich mit seinen Proportionen und seiner Beschaffenheit vertraut machen. Sie schauen sich an und finden heraus, wo ihr Körper anfängt und wo er endet, wo er kurvig ist oder Ein- und Ausbuchtungen hat, wie verschieden seine Farben sind. Zuerst machen sie diese Beobachtungen im Stehen, dann im Sitzen – ohne die Hälfte ihres Körpers verstekken zu müssen – und schließlich betrachten sie sich von der Seite. Einigen fällt diese Übung leichter, wenn sie angezogen sind, andere machen sie lieber nackt. Wir fangen mit der Haltung an, bei der wir uns am wohlsten fühlen und bleiben solange dabei, bis die Frauen sich ganz ruhig und ohne aufsteigende Gefühle der Abwehr im Spiegel betrachten können.

Der zweite Schritt bei der Spiegelübung soll dir dabei helfen, daß du dich in deinem ganzen Körper zu Hause fühlst. Viele Frauen erleben ihr Fett als eine Schicht, von der ihr wahres Selbst umgeben ist. Anderen kommt ihr Fett wie eine Last vor, die sie ständig hinter sich herziehen müssen. Dadurch nimmt es wesentlich mehr Raum ein, als das in Wirklichkeit der Fall ist. Die Betonung bei diesem Teil der Übung liegt darauf, daß die Frau sich mit ihrem *gesamten* Körper identisch fühlt, wenn sie sich im Spiegel sieht. Sie spürt ihrem Atem nach, wie er von ihren Lungen aus ihren Körper durchströmt. Ihre breiten Schenkel, die sie vielleicht manchmal ablehnt, sind genauso Bestandteil ihres Körpers wie ihre Handgelenke, die sie ganz annehmbar findet. Stelle dir deine verschiedenen Körperteile als miteinander verbunden vor. Beginne bei deinen Zehen. Mach dir klar, wie deine Zehen mit deinen Füßen zusammenhängen, deine Füße mit deinen Knöcheln, deine Knöchel mit deinen Unterschenkeln usw. Dadurch siehst du deinen Körper immer mehr als Gesamtheit. Du erfährst immer mehr, daß du auch in deiner Fettschicht anwesend bist.

Mit dieser Methode verfolgen wir noch ein anderes Ziel. Wenn du deine Fettschicht als zu dir gehörig betrachtest, dann fürchtest du dich beim Abnehmen nicht vor dem Verlust einer Schutzschicht, sondern du kommst dir komprimiert vor. Und weil du dein Fett als zu dir gehörig betrachtest, ist alles, was ganz und gar zu dir gehört, auch ein Teil deiner selbst. Wenn du dein Übergewicht aufgibst, machst du einen Tausch – an die Stelle deines Fettes tritt dein eigener Körper, und das heißt Stärke.

Zur Veranschaulichung unserer Zielsetzung und zum besseren Verständnis bilden wir die Zeichnungen hier noch einmal ab. Wir wollen durch die Verringerung der Diskrepanz zwischen dem dicken Ich und dem schlanken inneren Ich erreichen, daß die

Vorstellung Ich – Fett – Außenwelt durch das Gefühl Ich – Außenwelt ersetzt wird.

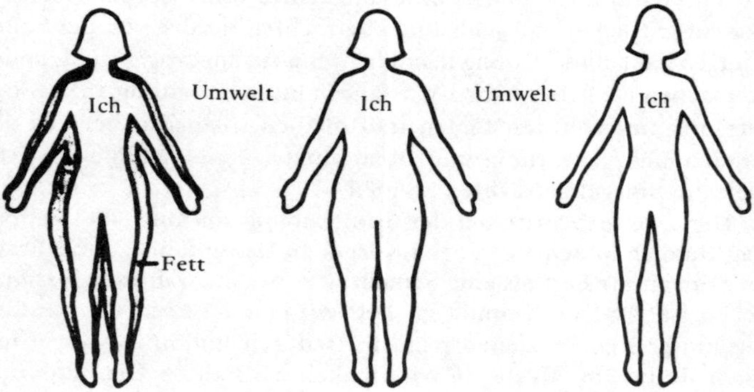


Wie schon erwähnt, berichten Frauen, daß sie sich in ihren schlanken Stadien gestatten, eine erheblich andere Kleidung zu tragen als die, die sie anziehen, wenn sie ihren Körper als unerträglich dick empfinden. Eine Eßsüchtige hat meistens drei verschiedene Garderoben. Sie hat im allgemeinen ein bis zwei Hänger oder Kittel, mit denen sie sich verhüllt, wenn sie gerade ihr Höchstgewicht erreicht hat; unauffällige Kleidung trägt sie bei mittlerem Gewicht; und dann hat sie Kleidung aus der schlanken Zeit oder für die schlanke Zeit, die ausgefallener und abwechslungsreicher ist und ihr mehr Darstellungsmöglichkeiten läßt. Ihre Kleidung in den größeren Größen setzt sich aus dem zusammen, was es zu kaufen gibt und ist auf solche Schnitte beschränkt, die sie als tragbar und für ihren Umfang angemessen empfindet. Ab Größe 44 ist die Auswhal erheblich geringer und phantasieloser als bei kleinen Größen. Die Vorstellung, daß helle, leuchtende Farben, Querstreifen und schöne Muster für dicke Frauen unmöglich sind, schlägt sich im Angebot der Geschäfte nieder. Meistens ist billige, etwas ausgefallene Kleidung ab Größe 44 nicht zu finden. Deshalb ist es eigentlich klar, daß eine Frau erst ihren eigenen Kleidungsstil finden kann, wenn sie abgenommen hat, denn erst jetzt hat sie zum ersten Mal eine wirklich große Auswahl und die Möglichkeit zum Experiment. Allerdings dient ihr ihre Kleidung auch zum Verstecken ihres Körpers, solange sie ihn unerträglich dick findet, und sie tut alles, um nicht die Aufmerksamkeit darauf zu lenken. Unser erstes Ziel für die Frauen in den Gruppen besteht in einem besseren Akzeptieren ihres eigenen Körpers. Ohne dieses Akzeptieren wird das Abnehmen auch weiterhin nur von kurzer Dauer sein, weil es immer wieder mit Angstgefühlen verbunden ist. Um dem zu entgehen, müssen wir Vorbereitungsarbeit leisten, was den Körperumfang, unser Bild von uns selbst, unserem Körper und unserer Kleidung anbelangt. Wir regen die Frauen dazu an, all die Kleidung in ihren Schränken, die ihnen im Moment nicht paßt, entweder 'rauszuschmeißen, wegzupacken oder mit anderen Frauen in der Gruppe zu tauschen. Anstatt der allmorgendlichen Konfrontation mit drei verschiedenen Arten von Kleidung (eigentlich drei verschiedenen Ichs in ihrem Kleiderschrank) und der Selbstquälerei wegen der „schlanken" Kleidung, die dort dauernd auf sie lauert und eine Herausforderung für sie darstellt, bietet sich ihnen der Anblick von Kleidung, die ihnen auch paßt. Das negative Selbstbild, das viele Eßsüchtige haben, kommt zum großen Teil durch ihre Kleidung und ihre Haltung zum Ausdruck. Und so schaukeln sie sich in ihrer Selbstverachtung immer mehr hoch. Eine Frau, mit der ich in einer Gruppe zusammenarbeitete, erzählte mir: „Ich schäme mich wegen meines Körpers und verstecke ihn so gut es geht unter einem weiten Hänger. Dann merke ich, daß mir auch meine Kleidung überhaupt nicht gefällt und deswegen hasse ich mich dann nur noch mehr." Dieser Selbsthaß führt dann bei einer Eßsüchtigen fast unweigerlich dazu, daß sie sich mit Essen vollstopft, damit sie sich wieder beruhigt. Daraus entstehen dann neue Selbstvorwürfe und sie nimmt sich wieder eine neue Abmagerungskur vor.

Nachdem wir unseren Kleiderschrank gelichtet haben, können wir mit dem zweiten Schritt beginnen. Dabei geht es um das Experimentieren mit den verschiedenen Bildern, die du von dir hast, und um die Kleidung, die diesen Bildern entspricht. Und du kannst diese Bilder jetzt verwirklichen und brauchst nicht zu warten, bis du schlank bist, um die Kleidung anzuziehen, in der du dich selbst schlank vorstellst. Steck deine Bluse, dein Hemd oder deinen Pullover ruhig in den Rock oder in die Hose, das ist kein Verbrechen. Es wird dich kaum dicker machen, wenn du deine Figur mehr betonst. Wir sitzen fast alle dem Irrtum auf, daß lose sitzende Kleidung uns schlanker erscheinen läßt als eng ansitzende. Vielleicht erregt enge Kleidung mehr Aufmerksamkeit. Wenn das bei dir der Fall ist, hast du gleich die Gelegenheit, deine

Reaktionen auf eine der vermeintlichen Folgen des Schlankseins auszuprobieren. Solange du noch die Sicherheit durch deine Fettschicht hast, kannst du viel besser herausfinden, wie du dich dabei fühlst. Es ist wichtig, daß du deine Vorstellung von dem Bild, das du darstellen willst, daraufhin untersuchst, wie sie sich am besten umsetzen lassen. Du kannst ausprobieren, in welcher Kleidung du dich wohlfühlst und welche dich verunsichert. In den Gruppen können die Frauen Rückmeldungen über das, was sie darstellen möchten, bekommen; sie können darüber diskutieren, ob eine Diskrepanz zwischen dem Bild besteht, das sie abgeben, und dem, das sie von sich haben. Die Frauen können sich auch gegenseitig beim Einkaufen von Kleidung oder Stoffen zum Selbernähen (1) helfen oder sich gegenseitig unterstützen, wenn sie es im Rollenspiel oder auch im Alltag mit kritischem Verkaufspersonal oder kritischen Mitkundinnen zu tun haben.

Das tägliche Betrachten im Spiegel und die bewußte Auswahl der momentan passenden Kleidung sind also zwei der Grundtechniken, mit denen wir in der Gruppe beim Akzeptieren ihres derzeitigen Körperumfangs und bei der Vorbereitung auf eine kleinere Größe helfen. Außerdem unterstützen wir die Gruppenmitglieder dabei, ihr Selbstbild an das anzunähern, das sie sich vom Schlanksein erwarten. Hierbei spielen körperliche Gesichtspunkte genauso eine Rolle wie emotionale, und die Arbeit in der Gruppe soll gleichzeitig auf diesen verschiedenen Ebenen stattfinden.

Eine andere Vorbereitungsübung besteht darin, daß du dir vorstellst, was du, von deiner Kleidung abgesehen, durch deine Haltung und deinen Körper zum Ausdruck bringen willst. Viele Frauen haben berichtet, daß sie ganz anders saßen, standen und tanzten, als sie schlank waren, daß sie sich viel freier bewegten. Dieses veränderte Verhalten hatte unterschiedliche Folgen, einige waren angenehm, andere weniger. Die unangenehmen Folgen hatten hauptsächlich mit dem Verhalten der anderen ihnen gegenüber zu tun. Die Frauen wurden mit den Reaktionen der Leute nicht fertig. Sie sahen keine andere Möglichkeit als wieder zuzunehmen. An einem Beispiel aus meiner Arbeit mit Janet wird sehr deutlich, was sie bisher beim Abnehmen für praktische Erfahrungen gemacht hat.

Janet ist eine sechsundzwanzigjährige Sozialarbeiterin, die in einer Einrichtung für Drogensüchtige arbeitet. Ihre Kindheit verlebte sie in Brooklyn. Sie war die älteste von drei Kindern, ihre Familie gehörte zur jüdischen Mittelschicht. Bis zu ihrem dreizehnten Lebensjahr hatte sie ein durchschnittliches Gewicht. Ihre Mutter war leicht übergewichtig und machte von Zeit zu Zeit eine Hungerkur. Zu den Mahlzeiten aß ihre Mutter oft eine abgewandelte Zubereitung von dem, was die übrige Familie bekam – niemals Kartoffeln oder Nachtisch. Als Janet weibliche Formen bekam, nahm sie ungefähr 5 Kilo zu. Die in ihrem Körper stattfindenden Veränderungen beunruhigten sie sehr, und sie suchte nach Ratschlägen in den Teenagermagazinen, wie sie mit diesen neuen Formen und den die Pubertät begleitenden bedrückenden Gefühlen umgehen sollte. Artikel wie ,,Was kann ich tun, damit ich wie ein glücklicher Teenager aussehe?'', oder ,,Was für Veränderungen gehen in deinem Körper vor sich? Was kannst du tun?'' hatten eine magische Anziehungskraft auf sie. Hinter einer freundlichen Überschrift verbarg sich eine garstige Mitteilung. Janet wurde klargemacht, daß da etwas mit ihren Formen nicht stimmte und daß sie unbedingt abnehmen mußte. Und das tat sie dreizehn Jahre lang, abwechselnd hungernd und sich ihrem Heißhunger überlassend. Janet hatte außer diesen Magazinen niemanden, an den sie sich in ihrem anfänglichen Schrecken und ihren Ängsten über diese Körperveränderungen hätte wenden können. Es gab für sie keine andere Möglichkeit, mit dem Widerwillen, der Aufregung und der Angst in Verbindung mit ihrer Periode, dem ersten Büstenhalter und ihren wachsenden Schamhaaren fertigzuwerden. In der Tat war die Einführung in ihre erste Periode ziemlich verwirrend. Sie war zwar auf das Ereignis vorbereitet und deshalb auch nicht sehr erschrocken über das Blut, doch die Reaktion ihrer Mutter konnte sie überhaupt nicht verstehen. Ihre Mutter gab ihr eine Ohrfeige (2), gratulierte ihr und rief dann alle Freunde der Familie an, um mit Stolz bekanntzugeben, daß Janet jetzt eine Frau geworden sei. Das Frauwerden war also mit einem Gewaltakt verbunden. Janet konnte die Ohrfeige und die Glückwünsche einfach nicht miteinander in Einklang bringen. Sie hatte das Gefühl, daß sie etwas falsch gemacht hatte oder mit ihr etwas nicht stimmte. Deshalb verschlang sie mit Interesse jene Zeitungsartikel und Anzeigen, deren Lösung für alle Probleme im richtigen Körpergewicht bestand. Bei ihrer ersten Abmagerungskur fühlte sie sich großartig. Für sie war das ein Zeichen von Unabhängigkeit ihrer Familie gegenüber. Sie konnte über ihr Essen selber entscheiden und brauchte nicht mehr das zu essen, was auf den Tisch kam. Die Abmagerungskur hatte eine Doppelfunktion. Sie konnte ihren Körper verändern und gleichzeitig ihren Loslösungsprozeß von ihrer Familie in Gang bringen. Als sie in der Oberstufe war, nahm sie an den üblichen Verabredungsritualen teil. Sie beendete die Schule erfolgreich und begann mit der Ausbildung. Als ich Janet kennenlernte, war sie schon zwei Jahre berufstätig, hatte einen großen Freundeskreis, unterhielt zu einigen der Frauen ein sehr enges und warmherziges Verhältnis und lebte seit zwei Jahren mit Alan, einem Architekten, zusammen. Bis auf eine Ausnahme war sie mit ihrem Leben sehr zufrieden, sie war aktiv, kam gut mit Leuten zurecht und ihr Beruf machte ihr Spaß. Was ihr zu schaffen machte, waren ihr Gewicht, ihre Abmagerungskuren und ihr Körperumfang. Sie war 1,57 m groß und bei 55 kg hatte sie das Gefühl, zu dick zu sein. Schon mehrmals hatte sie sich auf 51 Kilo heruntergehungert, doch sie konnte dieses Gewicht nie länger als ein paar Monate halten. Ihr derzeitiges Gewicht war nicht mehr weit von ihrer absoluten Höchstgrenze entfernt. Im Laufe der Therapie fanden wir heraus, zu welchen Zeiten sie zu- oder abgenommen hatte. Wir diskutierten sehr intensiv die Gefühle, die bei ihr zu dem Diät-Heißhunger-Syndrom geführt hatten, und die ich kurz angedeutet habe. Wir machten zwei wichtige Entdeckungen. Erstens stellten wir fest, daß sich Janet dann attraktiv genug fand, um sich auf eine Beziehung zu einem Mann einzulassen, wenn sie sich zu einer Hungerkur durchgerungen und abgenommen hatte. Diese Beziehungen waren von unterschiedlicher Dauer, doch fast unweigerlich durchlief sie drei Eßphasen, wenn sie eine Männerbeziehung hatte. In der ersten Phase, die meistens eine Woche dauerte, legte sie ein erstaunliches Desinteresse am Essen an den Tag. Und das waren, soweit Janet sich erinnerte, auch die einzigen Male seit sie dreizehn war, daß sie nicht ständig an Essen dachte. Sie aß dann sehr wenig und achtete nicht besonders auf den Geschmack. Die Dauer der zweiten Phase wechselte. Bei Alan hielt sie sich drei Monate lang an ihre Diät, und ihr Gewicht veränderte sich kaum. Sie machte sich jedoch dauernd Gedanken über das Essen und sprach von „guten" und „schlechten" Tagen, je nachdem, wieviel sie gegessen hatte. Nach drei Monaten machten sie zusammen Urlaub und Janet lockerte ihre Essensregeln ein wenig. Sie war jedoch ständig von Gedanken ans Essen in Anspruch genommen. Sie lobte oder verurteilte sich selbst entsprechend der Menge, die sie gegessen hatte. Sie nahm sich vor, nach dem Urlaub gleich wieder mit ihrer Diät zu beginnen. In der Zwischenzeit aß sie alles mögliche, vornehmlich all das, was sie sich in den letzten Monaten versagt hatte. Als sie nach New York zurückkam, hatte sie soviel zugenommen, daß sie von der Notwendigkeit einer Diät überzeugt war. In den nächsten fünfzehn Monaten ging ihr Gewicht rauf und runter, sie wurde immer mutloser und bekam Zweifel an der ganzen Unternehmung.

Ein Muster sah also so aus: Einer Gewichtsabnahme folgt eine sexuelle Beziehung, die wiederum eine Gewichtszunahme nach sich zieht. Die anderen Fälle von Gewichtsabnahme standen mit großen Veränderungen in ihrem Leben in Zusammenhang – der Eintritt in die High School, das Verlassen des Elternhauses und Beginn des Studiums, der Abschluß und die Ferienjobs, die Stelle, die sie zwischendrin angenommen hatte und ihre Rückkehr nach New York, wo sie die Stelle in der Einrichtung für Drogensüchtige antrat. Alle diese Ereignisse waren wichtige Stationen in Janets Entwicklung zu mehr Unabhängigkeit und Eigenständigkeit. Zu Beginn solcher Ereignisse war sie immer sehr zuversichtlich und mit ihrem Körper zufrieden. Die Tatsache, daß ihre Eßgelüste sofort wieder auftauchten, wenn sie sich in einer neuen Umgebung eingewöhnt hatte, erfüllte sie mit Ratlosigkeit und Bestürzung.

Im Laufe der Therapie berichtete Janet über ihre Erfahrungen mit Männerbeziehungen, neuen Umgebungen, Stellen und schulischen Anforderungen. Es stellte sich heraus, daß Trennungen und Sexualität ihr mehr Schwierigkeiten bereiteten, als sie wahrhaben wollte. Sie konnte jetzt erkennen, daß sie bei sexuellen Beziehungen von der Annahme ausging, sie würde nur dann akzeptiert, wenn sie ein bestimmtes Aussehen hatte und schlank war. Sie war sexuell sehr anziehend, was ihr gefiel, gleichzeitig aber auch eine Bedrohung darstellte, denn es fiel ihr schwer, jemanden abzuweisen. Auch wußte sie nicht, ob sie ein so großes sexuelles Interesse hatte, wie es nach außen hin schien. Wenn sie zunahm, hatte sie zum Beispiel überhaupt kein Interesse und spürte auch bei anderen keines. Außerdem befürchtete sie, daß sie sexuell jeden Halt verlieren würde, wenn sie ständig schlank wäre. Die Haltung ihrer Mutter ihr gegenüber verunsicherte sie sehr und machte ihr Sorgen. Früher hatte ihre Mutter sie oft dazu aufgefordert, doch weniger zu essen und abzunehmen, jetzt aber machte sie Bemerkungen darüber, wie dünn und abgezehrt Janet aussähe. Janet war jetzt die schlanke, schöne Tochter, die ihre Mutter sich immer gewünscht hatte, und deshalb verletzte sie die Zwiespältigkeit ihrer Mutter besonders. Auch die Reaktionen der Männer waren verwirrend; es gelang ihr anscheinend nicht, gleichzeitig ihrer Mutter und den Männern zu gefallen.

Als wir ihre Gefühle noch einmal durchgingen, erlebte sie wieder diese Verletzlichkeit, die sie als schlanke Frau empfunden hatte. Ihrer Meinung nach hatte sie genau das erreicht, was alle von ihr erwarteten, und nun erntete sie von ihrer Mutter Mißbilligung und war auch noch dem aufdringlichen Interesse der Männer ausgesetzt. Sie fühlte sich nicht in der Lage, mit diesen verschiedenen Arten der Aufmerksamkeit fertigzuwerden. Die Mißbilligung ihrer Mutter war ihr völlig unverständlich. Sie war zornig, denn sie fühlte sich betrogen. Sie wußte auch nicht, wie sie mit den sexuellen Annäherungen fertigwerden sollte. Ihr blieb keine Möglichkeit, auf ihre Weise, ihren eigenen Stimmungen entsprechend, „ja" oder „nein" zu sagen. Sie hatte keine Erfahrung damit und wußte auch nicht, wie sie es bewerkstelligen sollte, daß sie die Wahl traf und nicht die Männer. Noch mehr verwirrte sie jedoch die Tatsache, daß jetzt, wo sie einen schönen Körper hatte, von ihr verlangt wurde, ihre Sexualität darzustellen, die sie in Zeiten des Übergewichts zu verstecken hatte.

Bei dem Thema Trennungen stellte sich heraus, daß Janet bei jeder neuen Anforderung, die in der Schule, im College oder im Beruf auf sie zukam, immer sehr beunruhigt darüber war, was wohl von ihr erwartet werden würde. Am besten konnte sie mit diesen Ängsten fertigwerden, wenn sie sich einer harten Disziplin unterwarf – sie begann dann immer mit einer strengen Diät. Als sie mit dem Collegestudium anfing, wirkte sie nach außen unabhängig, tüchtig, interessiert und enthusiastisch; ein Bild, das sie von sich entworfen hatte und an das sie auch zu glauben versuchte. Hinter dieser Fassade und über die Diät liefen alle ihre Ängste ab – vor einem möglichen Versagen, Einsamkeit, Langeweile und fehlender Sicherheit. Solche Gefühle ließ sie nur für kurze Augenblicke zu. Sie setzte es sich zum Ziel, ihrem idealisierten Selbstbild von einer schlanken Frau zu entsprechen.

Als ihr klar wurde, wie unnachgiebig sie sich selbst gegenüber in den Zeiten des Schlankseins gewesen war, kam ihr auch zum Bewußtsein, was sie alles in das Schlanksein investiert hatte. Schlanksein war ein Zustand, der kein Leid und keine Fehler zuließ, sondern mit Unabhängigkeit und Sexualität verbunden war. Wir erreichten in der Therapie, daß Janet das Beängstigende an ihren bisherigen Erfahrungen beim Schlanksein erkannte. Janet konnte sich nun mit den Aspekten beschäftigen, die sie zusammen mit dem Dicksein aufgegeben hatte. Sie bezog diese Aspekte allmählich in ihre Vorstellungen über ihr Schlanksein ein. Sie gelangte zu einer Bestimmtheit gegenüber sexuellen Annäherungen oder in anderen Situationen und konnte „ja" und „nein" sagen, anstatt Opfer ihres Körperumfangs zu sein. Sie machte sich über jene Gefühle Gedanken, die sie für unvereinbar mit dem Schlanksein hielt. Sie begann damit, diese Gefühle direkt zu äußern, anstatt sie in ihrem Fett zu verbergen. Wenn sie dann abgenommen hatte, konnte sie sich ihrer direkten Ausdrucksmöglichkeit sicher sein und brauchte keine Angst zu haben, daß sie sie nirgends verstekken könnte. Sie ließ die Möglichkeit zu, sowohl schlank zu sein als auch Konflikte zu haben; alle Konflikte, seien es die mit ihrer Mutter, ihrer Sexualität, ihrer Wut oder andere, konnten auch Teil ihrer selbst sein, wenn sie schlank war. Dadurch waren alle diese Schwierigkeiten natürlich nicht gelöst, aber sie hatte sie erkannt und akzeptiert. Und das heiß, die Idee aufgeben, Schlanksein müsse heißen, daß ihr Leben immer reibungslos verlaufen würde.

Janets Therapie verlief natürlich nicht so geradlinig, wie das jetzt durch die Beschreibung ihrer Problematik den Anschein haben könnte. Es war nicht so, daß wir der Reihe nach ein Thema nach dem anderen aufrollten. Einsichten und Wahrnehmungen ergeben sich plötzlich, versickern dann wieder und tauchen von neuem auf. Ein so vollständiges Bild ergab sich erst durch Phantasieübungen, eine allmähliche Gewichtsabnahme, die immer wieder von Eßgelüsten unterbrochen ist, und durch harte Arbeit, z.B. durch die Umsetzung der Einsichten während einer beängstigenden Situation. Janets Therapie dauerte vierzehn Monate, und danach hat sie mit der Eßsucht völlig Schluß gemacht und abgenommen. Ihr Gewicht pendelte sich zwischen 51 und 52 Kilo ein. In einigen Sitzungen, die wir anschließend durchführten, bestätigte sich, daß Janet genug Einsichten über ihre eigenen Eßerfahrungen gewonnen hatte, um das gewünschte Gewicht auf die Dauer halten zu können. Sie fand einen anderen Weg, um mit Problemen der Sexualität und des Frauseins fertigzuwerden, die direktere und bestimmtere Ausdrucksmöglichkeiten zuließen als ihr Körperumfang. Janet gelang es durch intensive Auseinandersetzung mit den Bedeutungen des Dickseins und Schlankseins, ihr Bild von sich selbst zu verändern. Sie konnte die Lücke zwischen ihren Phantasien, wer sie sein würde, wenn sie schlank wäre, und ihrer realen Persönlichkeit schließen. Indem sie diesen Phantasien genau nachging und sie dann aufgab, konnte sie sich auch von unrealistischen Erwartungen hinsichtlich einer Persönlichkeitsveränderung lösen.

Wir haben festgestellt, daß Frauen sich unbewußt vor dem Schlanksein fürchten. Wer schlank ist, hat der Norm zu entsprechen. Wenn du schlank bist, wird von dir wegen deiner Konformität in dieser Beziehung auch erwartet, daß du dem stereotypen weiblichen Rollenklischee entsprichst. Eine Frau, die schlank ist, kann sich doch nicht selbst behaupten! Diese Verunsicherungen lassen Frauen vor einem dauerhaften Schlanksein zurückschrekken, und diese tieferliegenden Probleme müssen behandelt werden, damit Frauen sich dafür entscheiden können, schlank zu sein und gleichzeitig sie selbst zu bleiben.

Es bedarf schon einiger Entwirrungskünste, um hinter die wahren Gründe zu kommen, weshalb Frauen eine Woche lang hungern und dann in der nächsten Woche wieder zunehmen. Ich habe versucht, durch die Beschreibung dieses Spannungsfeldes die verschiedenen Gründe deutlicher werden zu lassen, die unter Umständen das Schlanksein mit Angst besetzen. Eine wesentliche Frage, die jede Frau für sich beantworten muß, ist: „Wie werde ich so, wie ich gerne sein möchte, wenn ich so aussehe, wie das von mir erwartet wird?" Diese Frage ist äußerst wichtig und steht am Anfang eines langen Weges, an dessen Ende die Lösung des Problems steht, das das Schlanksein für eine Frau in unserer Kultur darstellt.

## WIE ESSÜCHTIGE HUNGER ERLEBEN

Die Frauen, die zu mir kommen, haben schon viele Methoden zum Abnehmen ausprobiert, u.a. Hypnose, Weight Watchers Inc., Diätärzte, Zellulosefüllstoffe, Appetithemmer und harntreibende Mittel, Overeaters Anonymous und Wundermittel. Alle diese Methoden beziehen sich auf äußere Abläufe. Es wird wenig gegessen und bestimmte Nahrungsmittel – wie z.B. Eis, Kuchen und Brot – sind verboten. Alle diese Maßnahmen gehen von dem Prinzip aus, daß du abnimmst, wenn du weniger Kalorien zu dir nimmst (oder weniger Kohlehydrate). Das Angebot reicht von Stillmans Wasserdiät über Atkins Diät bis zur Mayo-Klinik-Diät und von der Bananen-Diät bis zur Trinker-Diät. Eine Million Diäten und eine Million Leute, die nach einer Diät leben. Und auch Millionen von Dollar: zehn Milliarden Dollar werden von der amerikanischen Bevölkerung jährlich zu dem Zweck ausgegeben, abzunehmen und schlank zu bleiben. (1)

Alle diese Diäten und Abmagerungskuren haben zwei Dinge gemeinsam. Erstens ist die Rückfallrate enorm hoch. Die Leute, die nach diesen Diäten leben, nehmen zwar tonnenweise an Gewicht ab, doch können sie weniger erstaunliche Erfolge verzeichnen, wenn es darum geht, dieses Gewicht auch zu halten. (2) Es gibt hierüber so gut wie gar keine Statistiken, doch es wird berichtet, daß die Zahl derer, die ihr niedriges Gewicht halten, unglaublich gering sei. Ein zweites Merkmal dieser Kuren besteht darin, daß zwanghaftes Verhalten weiterhin unterstützt wird und daß sehr viel Wert auf die gesellschaftlichen Normen hinsichtlich des Schlankseins und des Dickseins gelegt wird.

Keines dieser Programme behandelt die Hauptprobleme, die der Eßsucht zugrunde liegen. Das Hungergefühl und das Bedürfnis, die Sucht nach Nahrungsmitteln zu durchbrechen, sind zwei dieser Probleme. „Dicken Leuten" kommen die beim Hungergefühl ablaufenden Mechanismen nicht so zu Bewußtsein, wie das bei „normalgewichtigen" nicht-eßsüchtigen Leuten der Fall ist. (3) Das heißt, daß für Eßsüchtige nicht das Knurren ihres Magens das Zeichen ist, um zu wissen, wann sie Hunger haben. Das Essen erhält soviele andere Bedeutungen, daß die direkte Reaktion auf einen leeren Magen zur Seltenheit wird. Es ist ein Kennzeichen der Eßsucht, daß wegen der spezifischen Eßgewohnheiten keine Hungergefühle mehr aufkommen. Und das der Fettleibigkeit anhängende gesellschaftliche Stigma betont dieses Problem noch besonders. Dieses Stigma löst in unserer Gesellschaft bei dicken Leuten das Gefühl aus: „Dicksein ist schlecht. Ich sollte eigentlich die ganze Zeit versuchen abzunehmen, und auf gar keinen Fall dürfte ich auch noch Spaß am Essen haben." Im allgemeinen gibt es für Eßsüchtige zwei Kategorien für Nahrungsmittel, „gut" und „schlecht". Alle Diätkuren gehen davon aus, daß Essen Gefahren in sich birgt. Nur durch rigorosen Verzicht kann eine Eßsüchtige ihre Sünden wiedergutmachen, abnehmen und anfangen, ihr Leben zu genießen. Die Mechanismen beim Hungergefühl, nach denen „normale" Leute sich richten, sind also verkümmert. Durch jahrelanges Essen unter Schuldgefühlen und ungeheurem Verzicht bei Hungerkuren hat eine Eßsüchtige zum größten Teil jedes Gefühl für Anzeichen von Hunger verloren und weiß nicht, wie sie ihn stillen soll.

Da sie verlernt hat, auf die natürlichen Abläufe zu reagieren, ist sie verunsichert, gleichzeitig wird sie durch die Unzahl von Abmagerungskuren infantilisiert und in ihrer Entscheidungsfreiheit bezüglich des Essens eingeschränkt. Jede, die schon einmal eine Abmagerungskur gemacht hat, weiß, wie streng diese Kuren sind. Die Abmagerungskuren werden zu moralischen Zwangsjacken für die Eßsüchtige. *Durch die Diät wird die ganze Zwanghaftigkeit beim maßlosen Essen in eine neue Zwangsvorstellung umfunktioniert – nämlich das Einhalten der Kur.* Richte dich nach den Vorschriften. Iß nur, wenn es dir erlaubt wird. Tu vor allem das eine, was Frauen ja so sehr liegt – übe Verzicht. Sogar die Diäten, bei denen angeblich alles erlaubt ist („Iß dich schlank durch Fett", „Iß soviel Gemüse wie du willst") sprechen der Frau jedes Recht auf Entscheidung über ihren eigenen Körper ab. „Essen Sie siebenmal am Tag eine Banane; überbacken Sie 100 g Fisch mit 65 g geriebenem Käse; trinken sie pro Tag ein Glas Orangensaft ohne Fruchtfleisch und soviel schwarzen Kaffee oder Tee, wie sie wollen; benutzen Sie nur eine Schale und essen Sie mit Stäbchen; essen Sie immer in der gleichen Umgebung und zur gleichen Zeit; essen Sie immer reichlich beim Frühstück; essen Sie Kohlehydrate, vermeiden Sie Fett; essen Sie kein Fett, sondern hochwertige Eiweiße; nehmen Sie ab, *damit Sie einen Mann bekommen/ damit Ihr Mann Ihnen nicht davonläuft.*" Aber auf gar keinen Fall darfst du dich gehenlassen oder ausprobieren, was du gerne ißt, wann und wie du am liebsten ißt.

Für Eßsüchtige gibt es hauptsächlich zwei Realitäten: zwanghaftes Essen (ohne jede Kontrolle) oder Zwangsdiäten (völlige Einschränkung). Wie Drogenabhängige sind die Eßsüchtigen auf das Essen fixiert. Eßsüchtige brauchen ihr Essen genauso dringend wie ein Drogensüchtiger sein Heroin oder ein Trinker seinen Alkohol. Sie versuchen dauernd „trocken zu werden" – durch Fasten oder durch Diätkuren – oder sie greifen zu ihrem Methadon-Ersatz – Quark. Trinker und Drogenabhängige kämpfen jedoch nicht dauernd gegen das Heroin oder den Alkohol an. Eßsüchtige dagegen haben ein sehr feindliches Verhältnis zum Essen, nach dem sie sich so sehr sehnen. Drogensüchtige verbringen Stunden ausschließlich damit, Geld aufzutreiben und an den nächsten Schuß heranzukommen. Dieselbe psychische Kraft benötigen Eßsüchtige für das Nachdenken darüber, was sie essen können und was nicht. So wie das Heroin den Drogenabhänigen in einen anderen Bewußtseinszustand versetzt und der Trinker von Alkohol betäubt wird, wirkt ein Eßrausch auf Eßsüchtige wie eine Narkose.

Etwas Merkwürdiges fällt uns bei Eßsüchtigen auf. Wenn wir in ihre Küche schauen oder mit ihnen essen gehen, gewinnen wir den Eindruck, daß bestimmte Nahrungsmittel verboten sind. Der Vorrat an bestimmten Nahrungsmitteln ist so gering und sie essen so sparsam, daß die Annahme, für den Besitz und Verzehr bestimmter Nahrungsmittel sei mit Bestrafung zu rechnen, gar nicht so abwegig ist. Es scheint fast so, als seien Nahrungsmittel in bestimmte Kategorien aufgeteilt, wobei Eis und Pommesfrittes zu den schweren Verbrechen gehören, Bananen und Sahne zu den Vergehen zählen und Nahrungsmittel im allgemeinen eine Verletzung der Regeln darstellen. Tatsächlich teilt eine bekannte Schlankheitsorganisation das Essen in dieser Weise ein. Einige Nahrungsmittel sind erlaubt und können immer und in jeder Menge gegessen werden, andere sind verboten und können nur unter Einschränkungen verzehrt werden. Eine Eßsüchtige wird also dazu veranlaßt, ihr eigenes Urteil zu sprechen, und dadurch sieht sie die Welt ähnlich wie eine Drogenabhängige oder eine Trinkerin. Durch diese Spannungen wird das Essen zu etwas Feindlichem, zu einer Versuchung, der sie dauernd widerstehen muß, obwohl es ihr gleichzeitig auch Trost bringt und ein Genuß für sie ist.

Eines unterscheidet sie jedoch von anderen Süchtigen: Sie fühlt sich erleichtert, wenn sie nicht ißt. Wenn sie nicht ißt, so bedeutet das, daß sie sich wohlverhält, und sogleich entstehen in ihrem Kopf Vorstellungen darüber, wie sie für dieses Wohlverhalten mit Schlankheit belohnt wird. Entgegen den üblichen Vorstellungen von Gier bedeuten das Essen und seine Folgen für die Eßsüchtige eine ziemliche Bedrohung. Durch kurze Entzugsperioden kann sie sich der Verantwortung über ihre Nahrungsaufnahme entledigen. Essen ist eine Droge, es hat Zauberkraft, es ist Gift, es erhält uns am Leben, wir können daran ersticken, doch nur sehr selten wird es als eine wesentliche, erfreuliche Bereicherung unseres Lebens angesehen. Aus dieser Angst vor dem Essen rührt der große Appetit einer Eßsüchtigen her. Eine Eßsüchtige kann riesige Mengen verzehren. Oft merkt sie gar nicht, wie die drei Schachteln Kekse, die zehn Selleriestangen, die vier Tüten Kartoffelchips und die Tiefkühl-Pizza schmecken, die sie auf einmal verdrücken kann. Sie hat beim Essen so große Schuldgefühle, daß sie es nicht genießen kann. Eine Eßsüchtige hat ein starkes Gefühl der Unersättlichkeit und deshalb stopft sie auch weniger wohlschmeckende Nahrungsmittel wie zum Beispiel trockene Cornflakes in sich hinein, wenn sie einen Anfall von Heißhunger hat. Sie muß das Essen schnell hinunterschlingen, damit es keine Gefahr mehr darstellt. Wenn sie alles in sich hineingegessen und hinuntergeschluckt hat, ist die Krise vorbei. Dann sitzt sie da mit dem wohlvertrauten Unbehagen, das einem solchen Eßrausch folgt. Eßsüchtige achten beim Essen nicht auf die physiologischen Anzeichen, durch die Hunger signalisiert wird. Für Leute, die ganz leicht feststellen können, ob sie Hunger haben, ist es selbstverständlich, daß ihr Körper dann Nahrung braucht. Sie wären sicherlich sehr erstaunt darüber, wie verkümmert dieser Mechanismus bei Eßsüchtigen ist. Für Eßsüchtige ist die Vorstellung gleichermaßen verwunderlich, daß Leute ohne Eßprobleme sich bei der Entscheidung, was, wieviel und wann sie essen, einfach auf ihren Magen verlassen. Eßsüchtige messen dem Essen so viele andere Bedeutungen bei, daß ihnen jeder natürliche biologische Bezug fehlt.

Das Wort „Hunger" bezieht sich gewöhnlich auf das Bedürfnis nach Essen. Der Magen ist leer und braucht Nahrung. Im Extremfall führt Hunger zum Verhungern. Im westlichen Kulturkreis gehört es zu unseren täglichen Erfahrungen, daß wir unseren Hunger stillen. Es gibt unterschiedliche Meinungen darüber, wodurch Hunger hervorgerufen wird und von was Appetit und Befriedigung des Hungers bestimmt werden; eines steht jedoch fest, eine Eßsüchtige reagiert beim Essen äußerst selten auf die Zeichen ihres Magens, die ihr Hungergefühle signalisieren. (4) Wenn wir diese Möglichkeit als Ausweg aus dem Syndrom vorschlagen, sind die Frauen sehr interessiert daran, mit diesem so lange vernachlässigten Aspekt ihres Körpers wieder vertraut zu werden. Wenn wir unseren Körper ablehnen, entfremden wir uns von ihm. Diese Entfremdung erschwert die Wahrnehmung unserer Körpersignale. Wenn du nie mit deinem Körper einverstanden warst, ihn nie annehmbar, sondern schwerfällig, unattraktiv und unangenehm fandest, bedeutet es einen erheblichen Sprung, seinen Zeichen zu vertrauen, fast so, als würde der Feind das Kommando übernehmen. Wenn du auf deinen Körper hören kannst, der dir dauernd wie eine abtrünnige Kolonie erschien, dann hast du ihn dir wieder angeeignet. Wenn er dir gehört, dann nimmst du auch seine Bedürfnisse ernst und viele der äußeren Wertmaßstäbe, denen du deinen Körper anpassen wolltest, verlieren ihre Wichtigkeit. Die genaue Ursache für die Verkümmerung des Hungermechanismus läßt sich schwer feststellen und kann schon in früher Kindheit angelegt gewesen sein. Es ist klargeworden, daß viele Frauen in diesen Mechanismus eingreifen, wenn sie in der Pubertät mit ihrem Körper unzufrieden sind und ihn verändern wollen. Vielleicht kann ein Vergleich diesen Verkümmerungsprozeß plastisch veranschaulichen, falls einige Frauen erhebliche Schwierigkeiten dabei haben, sich Hunger und die entsprechende Reaktion darauf vorzustellen. Nehmen wir als Beispiel ein Kratzen im Hals. Wenn wir husten, ist dieses Gefühl vorbei. Niesen wird durch eine leichte Reizung der Nasenlöcher hervorgerufen. Diese Reaktionen laufen reflexhaft ab, und nur wenige Leute haben dauernd das Bedürfnis, dieses Husten oder Niesen zu unterdrücken, es sei denn, Niesen oder Husten ist in einer ganz bestimmten Situation äußerst unangebracht, was aber wohl nicht häufig vorkommt.

Auf den Druck einer vollen Blase zum Beispiel reagieren wir weniger automatisch. Auch in diesem Fall können die meisten Menschen sich darauf verlassen, daß sie im richtigen Moment merken, wann sie ihre Blase erleichtern müssen, die Urinmenge schwankt dabei ganz wesentlich. Manchmal spüren wir einen starken Druck auf der Blase, manchmal ist er schwach, doch die Information, daß wir den Druck auf unserer Blase erleichtern müssen, ist ganz deutlich wahrnehmbar. Diese drei Körperfunktionen regeln sich von selbst. Ihre Befriedigung hängt davon ab, daß wir die Hindernisse verstehen. Das trifft auch für den Hungermechanismus zu. Ein Kind kann ein harmonisches Verhältnis zu seinen körperlichen Bedürfnissen herstellen. Es lernt, seinen Hunger zu erkennen und ist zufrieden, wenn es genug zu essen bekommt. Das Vertrauen in die Befriedigung seiner Bedürfnisse entsteht auf Grund einer positiven Interaktion mit seiner Umgebung. Ein Kind, das gefüttert wird, wenn es vor Hunger schreit, das in den Arm genommen wird, wenn es aus Einsamkeit weint, macht die Erfahrung, daß seine Zeichen beantwortet werden, und im Laufe seiner Entwicklung wird es immer sicherer im Erkennen und bei der Befriedigung seiner Bedürfnisse.

Viele Frauen mit Eßproblemen zweifeln an ihrer Fähigkeit, ihre Hungersignale zu erkennen und sie dann durch Essen zu befriedigen. In all den Jahren der Hungerkuren und Eßgelüste ist dieser Hungervorgang mißbraucht worden, und ihre Eßerfahrungen vor der Pubertät sind ihnen in unangenehmer Erinnerung; sie waren mit Quälerei, plötzlichen Unterbrechungen und Konflikten verbunden. Wenn wir diese Erfahrungen zurückverfolgen, liegt die Vermutung nahe, daß die Mütter schon die allerersten Anzeichen für körperliche Bedürfnisse falsch gedeutet haben, so daß bei ihnen eine große Unsicherheit und Verwirrung im Zusammenhang mit ihren Körpergefühlen entstanden ist. Wenn ein Kind zum Beispiel jedesmal gefüttert wird, wenn es schreit, dann wird das Essen zum Trostmittel. Wenn ein Baby aber die Windeln voll hat oder Körperkontakt braucht, dann bedeutet das Nahrungsangebot weder Befriedigung noch Wohlbehagen, und es wird auch verhindert, daß das Kind Vertrauen in seinen eigenen Körper entwickelt. Wenn alle körperlichen Bedürfnisäußerungen des Kindes mit Füttern beantwortet werden, wird das Kind seinem eigenen Körper entfremdet, und diese Behandlung wirkt sich auch störend auf die Fähigkeit eines Menschen aus, zu erkennen, wann er Hunger hat und wann er satt ist. Vielleicht trägt diese frühzeitige Verkümmerung zu dem Unbehagen bei, das viele Frauen ihrem eigenen Körper gegenüber empfinden, ein Unbehagen, das sie sehr empfänglich gegenüber Manipulationen durch gesellschaftlich anerkannte Vorstellungen darüber macht, wie sie aussehen *sollten* und was sie essen *sollten*. Zeichen von außen werden für sie immer wichtiger. Sie richten sich nach diesen Zeichen, da ihnen die Gewißheit fehlt, daß sie für ihre eigenen Bedürfnisse selbst sorgen können.

Diätpläne und Konditoreien liegen auf gleicher Ebene, wenn eine Frau herauszufinden versucht, was sie für sich tun kann. Eine Beschreibung ihrer derzeitigen Eßgewohnheiten bestätigt sehr oft unseren Eindruck, daß diesen Eßsüchtigen eine Befriedigung schon sehr früh verwehrt wurde. Daphne, eine zweiundreißigjährige Bibliothekarin, beschrieb ihr Essen weitgehend als eine Suche nach etwas. „Wenn ich zum Kühlschrank gehe, dann ist mir ziemlich klar, daß es nicht das Essen ist, das ich in erster Linie dort suche, sondern es ist so, als suchte ich nach etwas Verlorenem." Und das Verlorengegangene macht sich in einem allgemeinen Unbehagen und Zweifel daran bemerkbar, ob sie ausreichend für ihre eigenen Bedürfnisse sorgen kann.

Mit dieser Beschreibung des Hungers und des ihm zugrunde liegenden Mechanismus will ich nun nicht den Müttern die Schuld dafür in die Schuhe schieben, daß sie die körperlichen Signale ihrer Kinder falsch interpretieren. Es trifft zu, daß sie in ihrer Eigenschaft als primäre Bezugspersonen die Bedürfnisse ihrer Kinder sehr oft nicht richtig deuten, doch wenn wir uns mit dieser Erklärung zufrieden geben, lassen wir die wesentlichen Probleme außer acht, die alle Frauen angehen. Wir müssen die Frage stellen, *warum* Mütter ihren Kindern Nahrung anbieten, wenn diese vielleicht etwas ganz anderes wollen. Warum sind wir sofort mit dem Essen bei der Hand, wenn ein Kind Unbehagen äußert? Durch welche Einflüsse wird dieses Verhalten hervorgerufen? Die Antwort liegt in der Stellung der Frauen in unserer Gesellschaft. In ihrer Rolle als Mutter wird eine Frau einstimmig akzeptiert. In dieser Eigenschaft erhält sie von allen Seiten Ratschläge, die sich auf ihr Verhalten ihrem Kind gegenüber beziehen. Wir sind fast alle in einer Zeit aufgewachsen, als die Kinderpflege als die Domäne der Mutter galt. Die landläufige Ansicht besagte, daß nur sie angemessen für ihr Kind sorgen und die emotionale Bindung zu ihrem Kind herstellen kann, die für eine „gesunde" Entwicklung unerläßlich ist. Doch obwohl sie als die Hauptfigur im Leben ihres Kindes gilt, wird sie nicht als Expertin auf dem Gebiet der Kindererziehung angesehen. Statt dessen wird sie auf das Fachwissen einer ganzen Reihe von Spezialisten verwiesen – Kinderärzte, Kinderpsychologen, Therapeuten, Ernährungsfachleute – die ihr sagen, was sie ihrem Baby wann und auf welche Weise zu essen oder nicht zu essen geben soll. Die meisten „Experten" widersprechen einander, denn auch in der Kindererziehung wechseln die Moden, und die einzelnen Disziplinen passen ihre Theorien dann schleunigst der vorherrschenden Ideologie an.

Auf der einen Seite wird die Mutter zur einzigen, wirklich allen Bedürfnissen gerecht werdenden Hauptbezugsperson ernannt, andererseits wird ihr keine ausreichende Kompetenz für diese Aufgabe zugetraut, so daß sie auf widersprüchliche „Expertenmeinungen" zurückgreifen muß. So sehen die Bedingungen aus, unter denen eine Frau Mutter wird und die Pflege für ihr Kind übernimmt. Unter diesen Umständen ist es kein Wunder, wenn sie ihren eigenen Reaktionen auf die Signale ihres Kindes mißtraut. Diese gleichzeitige Verherrlichung und Herabwürdigung hindert sie daran, Sicherheit im Umgang mit ihrem Kind zu entwickeln. Es ist sehr gut vorstellbar, daß diese Unsicherheit noch durch andere Konsequenzen verstärkt wird, die sich für sie aus einer ihr in dieser Weise aufoktroyierten Mutterrolle ergeben. Sie hat als Mutter jetzt die Chance in ihrem Leben, Einfluß auf ihre Umgebung (durch das Kind) auszuüben. Das kann bei ihr entweder Freude auslösen oder Gefühle der Unzulänglichkeit, Angst, Unsicherheit, Ablehnung oder Begeisterung, und alle diese Gefühle kommen im Umgang mit ihrem Kind zum Ausdruck. Eine Frau, die sich ihrer Rolle als Mutter nicht gewachsen fühlt, überfüttert vielleicht ihr Kind, indem sie es automatisch jedesmal füttert, wenn es schreit. Wenn das Gefühl, die einzige Nahrungsquelle ihres Kindes zu sein, Ablehnung in ihr auslöst, kann das zur Vernachlässigung ihres Kindes führen. Auch ein anderer Faktor kann eine große Rolle spielen: Wenn ihr Kind verzweifelt schreit und damit in den Augen der Mutter seine ganze Hilflosigkeit zum Ausdruck bringt, dann spürt sie, daß sie jetzt diejenige ist, die sich um ihr Kind kümmern muß; gleichzeitig steigt in ihr aber vielleicht auch das quälende Gefühl hoch, in früher Kindheit vernachlässigt worden zu sein. Wenn *wir* „schlechte Mütter" sind, so sind wir doch auch wiederum Töchter von „schlechten Müttern", die ihrerseits Töchter waren. Wenn wir davon ausgehen, daß die frühen Störungen in der Mutter-Kind-Beziehung, besonders in bezug auf das Füttern, auf gesellschaftliche Einflüsse zurückzuführen sind, dann trifft dies auch für unsere Mütter zu, als sie die Töchter ihrer Mütter waren, und ebenso auf die Mütter unserer Mütter als Töchter ihrer Mütter. Solange in einer patriarchalischen Kultur von den Frauen verlangt wird, daß sie ihre Töchter zum Akzeptieren einer untergeordneten Rolle in der Gesellschaft erziehen, wird die Rolle der Mutter spannungsgeladen und mit Unsicherheiten verbunden sein, was sich dann in der Interaktion zwischen Mutter und Tochter besonders im Hinblick auf das Essen niederschlägt.

Die Motive für die Eßgewohnheiten einer Eßsüchtigen haben also nichts mit Hungergefühlen zu tun. Sie hat nicht das Gefühl, daß sich das Essen bei ihr von selbst regelt, sondern für sie ist es eine Art Einfluß von außen, dessen Versuchung sie ausgesetzt ist, der ihr Vergnügen bringt oder dem sie auf den Leim geht. Durch ihr Übergewicht gelangt sie zu der Einstellung, daß sie eigentlich überhaupt nichts essen dürfte als Entschuldigung für ihr Dicksein, oder daß dicke Leute nur dann eine Existenzberechtigung haben, wenn sie nichts essen. Dicke Leute fallen unter eine Kategorie, die sie von allen übrigen Menschen trennt. Während die Werbung uns zu immer größerem Nahrungsmittelkonsum anregen möchte, bekommen Dicke im Diätteil der Zeitschriften, von Ärzten, durch Schönheitsmagazine und von Freunden den Rat, sich beim Essen zurückzuhalten. Wenn jedoch einer Eßsüchtigen geraten wird, etwas zu kontrollieren, über das sie ihrer Meinung nach völlig die Kontrolle verloren hat, fühlt sie sich machtlos und schuldbewußt; machtlos wegen ihrer offenbaren Schwäche und schuldig wegen jedes Bissens, den sie zu sich nimmt. Durch diese Schuldgefühle rückt für sie die Möglichkeit, selber herauszufinden, was sie gerne *möchte*, in immer weitere Ferne, denn sie beschäftigt sich nur noch damit, was sie essen *darf* oder *nicht* essen *sollte*. Essen ist angstbesetzt, essen heißt für sie soviel wie Sündigen, denn eigentlich ist sie nicht dazu berechtigt, überhaupt etwas zu essen, sie hat es nicht verdient. Deshalb verschlingt sie das Essen, und oft ißt sie heimlich.

Für eine Eßsüchtige gibt es mehrere Möglichkeiten, diesen Vorgang zu beschreiben:

1. ESSEN ALS GEMEINSAMES ERLEBNIS: „Ich habe mittags eigentlich nie Hunger, aber ich habe es gerne, wenn wir alle zusammen essen. Ich habe das Gefühl, daß wir eine glückliche Familie sind, wenn wir gemeinsam essen. Für mich sind die Mahlzeiten wegen des Zusammenseins mit meiner Familie wichtig und nicht wegen des Essens."

2. ORALE HUNGERGEFÜHLE: „Ich muß einfach etwas im Mund haben, auch wenn ich in meiner Magengegend gar keinen Hunger verspüre."

3. ESSEN AUF VORRAT: „Im Moment habe ich keinen Hunger, aber vielleicht in ein paar Stunden, und dann habe ich kein Essen dabei, deshalb esse ich lieber jetzt was."

4. WOHLVERDIENTES ESSEN: „Das war so ein schlimmer Tag heute. Etwas Leckeres zum Essen tut mir bestimmt gut und muntert mich wieder auf."

5. GESICHERTES VERGNÜGEN: „So richtig auf meine Kosten komme ich nur, wenn ich Süßigkeiten esse. Das ist das einzige Vergnügen, das ich mir selber verschaffen kann."

6. ESSEN AUS NERVOSITÄT: „Ich muß jetzt einfach etwas essen. Was kann ich mir schnell in den Mund schieben?"

7. ESSEN IN FEIERTAGSSTIMMUNG: „Das war heute so ein guter Tag. Eine Portion Fritten schadet mir bestimmt nichts."

8. ESSEN AUS LANGEWEILE: „Im Moment habe ich zu nichts Lust ... Ich mache mir ein Schinkenbrot."

Eine Hungerkur bietet *ebenfalls* keine Möglichkeit zur Reaktion auf physiologischen Hunger. Eine Frau, die eine solche Kur macht, richtet sich nach den Angaben, was sie essen darf und was verboten ist. Sie ißt zu bestimmten Zeiten und berücksichtigt dabei kaum, was ihr Körper braucht und wann er etwas braucht.

*Wir gehen von der Voraussetzung aus, daß Eßsüchtige sich das Essen eigentlich gar nicht gestatten, und sich infolgedessen entweder mit Essen vollstopfen oder völlig verzichten. Immer wenn eine Eßsüchtige eine Kur beginnt, geht sie davon aus, daß mit ihr etwas nicht stimmt und nimmt deshalb Entbehrungen auf sich.* An ihrem jetzigen Zustand hat sie sehr viel auszusetzen, und deshalb greift sie zur Selbstbestrafung durch Verzicht. Es kommt also äußerst selten vor, daß eine Eßsüchtige sich den unmittelbaren Genuß verschafft, der mit Essen verbunden sein kann. Sie befindet sich in einem Teufelskreis. Wenn sie gerade keine Hungerkur macht, ißt sie vielleicht im Hinblick auf einen bevorstehenden Verzicht alles in sich hinein, was sie bekommen kann, hat jedoch niemals Spaß am Essen. „Ich habe heute innerhalb von zehn Minuten zwanzig Kekse gegessen. Morgen fange ich mit meiner Diät an, dann kann ich keine Kekse mehr essen. Deshalb mußte ich den heutigen Tag noch einmal so richtig ausnutzen, denn ab morgen muß ich mich zusammennehmen." Gleichzeitig bedeuten die zwanzig Kekse aber auch eine Rebellion gegen Anspruchslosigkeit und Verzicht.

Eine Eßsüchtige kann aus diesem Bannkreis des Diät-Eßlust-Syndroms ausbrechen, wenn sie sich für einen ganz „normalen" Menschen zu halten beginnt, für den dick nichts anderes als ein Eigenschaftswort ohne den Beigeschmack von gut oder schlecht ist. Wenn eine Eßsüchtige anfängt, sich für „normal" zu halten, kann sie dazu übergehen, wie ein „normaler" Mensch zu essen. Das setzt voraus, daß sie zwischen wirklichem Hunger und psychologischem Hunger unterscheiden kann und dementsprechend ißt. Und das bedeutet, daß sie ihren Hunger stillt, und zwar, indem sie die Dinge ißt, auf die sie besonderen Appetit hat (ob das nun Krapfen oder Steaks sind). Leute, die keine Eßsuchtsprobleme haben, verzichten nicht freiwillig auf das Essen. Bei der Beobachtung der Eßgewohnheiten dieser Leute können wir die interessante Feststellung machen, daß sie eine große Auswahl an Nahrungsmitteln zu sich nehmen, und daß die Dinge, die sie so täglich essen, von den Vorstellungen über „gesunde Ernährung" erheblich abweichen. Und gelegentlich überessen sie sich auch, weil es ihnen so gut schmeckt. Da das Essen für sie keine Ersatzbefriedigung darstellt, steht es auch nicht im Zusammenhang mit anderen Erwartungen. Anstatt die „richtige" Nahrungsmenge vorzuschreiben, wollen wir den Zwang beseitigen, unter dem sich Eßsüchtige entweder mit Essen vollstopfen oder hungern.

Es ist weniger einfach herauszufinden, was und wieviel du wann essen möchtest, als sich das vielleicht anhört. Außerdem üben die Nahrungsmittelindustrie und die Modebranche, die Unsummen ausgeben, damit die Frauen nicht auf die Idee kommen, selber zu entscheiden, was sie essen wollen und was sie anziehen möchten, Druck auf die öffentliche Meinung aus, so daß Eßsüchtige für verantwortungslos, unbeherrscht, nachlässig und verabscheuungswürdig gehalten werden.

Auf psychologischer Ebene können Hungergefühle angstbesetzt sein. Grund dafür können Zweifel an der eigenen Fähigkeit sein, körperliche Hungergefühle zu befriedigen: „Wie soll ich das denn machen, wenn ich mich nicht mehr vollstopfe und dann hungere. Woher weiß ich denn, daß ich genug gegessen habe. Vielleicht kann ich überhaupt nicht mehr aufhören."

Mit Angst ist auch das Infragestellen des Bildes von der „Kind-Frau" verbunden. Wenn du in der Lage bist, auf die Hungersignale zu reagieren, die dein Körper dir ja vermittelt, dann kannst du dich auch um die Befriedigung deiner Bedürfnisse kümmern und zu einer Harmonie mit deinem Körper finden. Der Gedanke, daß du für dich selber sorgen kannst, gestattet dir, die Frau als Erwachsene, mit den gleichen Rechten und Privilegien wie alle anderen Erwachsenen (männliche Erwachsene) zu sehen. Und das bedeutet, daß du deine Bedürfnisse ernstnimmst und dich selber darum kümmerst, daß sie befriedigt werden. Eine Frau wird dazu erzogen, sich auf andere einzustellen und deren Bedürfnisse zu befriedigen. Bei dem Bemühen, deine eigenen Wünsche und Bedürfnisse in bezug auf das Essen herauszufinden, ändert sich auch dein Verhalten gegenüber den Bedürfnissen anderer. Und je mehr du dich auf deine Fähigkeit verlassen kannst, deine Ernährung selbst zu bestimmen, umso mehr Sicherheit gewinnst du auch bei der Äußerung deiner übrigen Bedürfnisse. ,,Wenn ich über meine Ernährung selber entscheiden kann und in der Lage bin 'ja' und 'nein' zu sagen, wenn ich etwas will oder nicht will, dann kann ich auch in anderen Bereichen mir selbst *und* anderen gegenüber Wünsche äußern und bekomme so mein Leben immer mehr in den Griff." Die Fähigkeit zur Äußerung der eigenen Bedürfnisse ist eine ganz neue Erfahrung, die Frauen in dieser Kultur größtenteils versagt ist. Eine Eßsüchtige, die sich vorstellt, eine schlanke Frau zu sein, der dann in ihrem Leben alles besser gelingt, muß sich einem Weiblichkeits-Klischee anpassen, anstatt in die Vertrauen zu setzen, die sie ist. Diese Idee entstammt zwar ihrer Phantasie, doch sitzt sie ziemlich tief in ihr drin und macht ihr Angst: ,,Wenn ich schlank bin und wie eine ,,wirkliche" Frau aussehe, dann muß ich sehr viel leisten, energiegeladen, beherrscht und liebenswürdig sein." Es ist ein harter Kampf, als Frau ihre Selbstbestimmung durchzusetzen, denn wenn sie ihre wirkliche Persönlichkeit zum Ausdruck bringen will, kann sie dabei nicht auf Unterstützung zählen.

In unserer Gruppenarbeit verbringen wir sehr viel Zeit mit der Freisetzung und Entmystifizierung der zahlreichen Phantasien in Verbindung mit Dick- und Schlanksein. Gleichzeitig eignen wir uns auch Techniken an, wir lernen, mit Hunger und Essen ganz anders umzugehen. Bei den einzelnen Schritten, die ich hier beschreibe, beginnen wir damit, daß wir nichts von alledem, was wir essen, bewerten. Vielmehr nehmen wir uns vor, unsere Eßgewohnheiten zu beobachten. Es ist gar nicht so einfach, sich jedes Werturteils über die Nahrungsmenge zu enthalten. All die Jahre, in denen wir uns nach Vorschriften gerichtet haben, sind nicht spurlos an uns vorübergegangen. Wir müssen uns selbst akzeptieren können, wenn wir uns in einem Bereich auf uns selbst verlassen wollen, den wir immer wieder vernachlässigt haben. Wenn wir all die Kontrollinstanzen ausschalten wollen – Mütter, Frauenzeitschriften, Ehemänner, Liebhaber, Freunde, Ärzte und Ernährungsspezialisten – brauchen wir Zutrauen zu uns selbst. Die Zugehörigkeit zu einer Gruppe von Frauen, die den gleichen Prozeß durchlaufen, kann dann sehr viel Hilfe und Unterstützung bedeuten.

Der erste Schritt besteht im Kennenlernen deiner Eßgewohnheiten. Und zwar findest du heraus, zu welchen Zeiten du dich dem Essen besonders ausgeliefert fühlst und merkst dir die Fälle, in denen dir das Essen ziemlich gleichgültig war. Indem du dir über einen kurzen Zeitraum hinweg notierst, wieviel du gegessen hast, bekommst du eine Übersicht und kannst dich an deine Beobachterposition gewöhnen. Und aus dieser Position heraus kannst du dann langsam erkennen, daß es eine Seite an dir gibt, die sehr stark mit Essen verbunden ist und eine ganz andere Seite, die von anderen Dingen absorbiert ist, zum Beispiel auch mit dem Beobachten. Du bist auf dem besten Wege dazu, ein ganz „normaler" Mensch zu werden, der wie „normale" Menschen ißt.

Jetzt folgt der nächste Schritt. Vom Beobachten kommen wir zum Handeln. Zunächst einmal finden wir die Unterschiede zwischen oralem Hunger und Hungergefühlen im Magen heraus. Versuche einmal, auch tagsüber, ein paar Stunden lang ohne Essen auszukommen, bis sich in deinem Körper Hungergefühle bemerkbar machen. Höchstwahrscheinlich hast du diese Gefühle im Magen, bei manchen Menschen macht es sich in der Brust oder im Hals bemerkbar. Wenn du einen Unterschied zwischen diesen beiden verschiedenen Hungergefühlen feststellen kannst, dann konzentriere dich mal eine Minute lang darauf. Ist es ein beruhigendes oder ein beängstigendes Gefühl? Sind damit angenehme oder unangenehme Erinnerungen verbunden? Sehr oft lösen die ersten Hungergefühle im Magen schmerzliche Assoziationen aus, mit denen du dich wahrscheinlich eingehender in der Gruppe oder auch allein auseinandersetzen möchtest. Mimi, eine Frau aus unseren Gruppen, stellte fest, daß eine ganze Reihe anderer Gefühle, die sie bisher erfolgreich zu verdrängen versucht hatte, in ihr hochstiegen, wenn sie Hungergefühle zuließ. Sie fühlte ihre Sexualität. Diese Gefühle bereiteten ihr Unbehagen, denn Sexualität war für sie etwas Sündhaftes, oder etwas, was für sie nicht in Frage kam. Durch das Sprechen über diese Gefühle wurde es ihr möglich, Hunger und mit Schuldbewußtsein verbundene sexuelle Gefühle zu trennen. Eine andere Frau namens Betty erinnerte sich daran, daß sie als Kind hungrig gewesen war, als ihre Familie nicht genug zu essen hatte. Und Martha, die zu Hause immer wieder zum Essen aufgefordert worden war, fand heraus, daß für sie Hungergefühle eine Kapitulation gegenüber den Eßgewohnheiten ihrer

Familie und den damit verbundenen Erwartungen an sie darstellten. Die Betrachtung dieser Situationen und der sich daraus ergebenden besonderen Probleme aus feministischer Sicht brachte viele wichtige Erkenntnisse. Als wir uns zum Beispiel mit Mimis Reaktion auf ihre sexuellen Gefühle auseinandersetzten, fanden wir heraus, aus welchem Grund und auf welche Weise sie beigebracht bekommen hatte, daß Sexualität etwas Sündhaftes für sie und für Frauen im allgemeinen ist. Als wir auf Bettys Hunger in ihrer Kindheit eingingen, kamen wir auch auf die vielen Mütter zu sprechen, die sich zurückhalten, wenn nicht genug da ist, und dafür sorgen, daß ihre Kinder soviel wie möglich bekommen. Betty hatte sich, wie ihr im Nachhinein klarwurde, sehr stark mit ihrer Mutter identifiziert und deshalb auf mehr verzichtet, als nötig gewesen wäre. Eine Frau zu sein bedeutete Aufopferung. Martha deutete ihre eigene Zurückhaltung und Nachgiebigkeit bei Tisch als ein Zeichen ihres Zwiespalts bei der Loslösung von ihrer Familie. In diesem Zwiespalt befinden sich vor allem Frauen, in deren Familien eine Loslösung traditionsgemäß erst durch Heirat möglich ist. Wenn du alles, was dir einfällt, unter diesen Aspekten betrachtest, können sich daraus wichtige Hinweise auf die Grundlagen deiner eigenen Eßentwicklung ergeben. Und wenn du gelernt hast, deinem Körper genau das zu geben, was er braucht, dann kannst du dich sogar auf diese Hungergefühle freuen, denn sie sind eine Botschaft deines Körpers, die besagt, daß dir ein Genuß bevorsteht. Beim nächsten Schritt ißt du möglichst nur noch dann, wenn du wirklich Hungergefühle im Magen verspürst. Laß dich jedoch am Anfang nicht gleich entmutigen. Jede Frau, die einmal mit Eßsucht zu tun hatte, neigt erst einmal dazu, rein oralen Hungergefühlen nachzugeben. Versuche jedoch, deinen Körper immer mehr wie ein sorgfältig gestimmtes, sehr empfindliches Instrument zu betrachten, mit dem du sehr behutsam und liebevoll umgehen mußt. Wenn er sehr hungrig ist, muß du ordentlich essen, wenn er nur ein wenig Hunger meldet, ißt du nicht soviel. Da du jetzt deine Hungergefühle im Magen sehr deutlich empfinden kannst, versuche gleichzeitig auch, genau festzustellen, was für Nahrung oder Flüssigkeit dein Körper gerade braucht. Das heißt also, daß du ganz genau herausfindest, mit was du deinen ganz bestimmten Hunger am besten stillen kannst. Manchmal fällt dir das sehr leicht. Du weißt sofort, worauf du Appetit hast, doch oftmals bist du dir eben auch gerade wegen der jahrelangen Eßvorschriften nicht sicher. In diesem Fall hilft dir vielleicht folgende Zwei-Minuten-Phantasieübung. Mach' deine Augen zu und stelle dir folgende Frage: ,,Was für ein körperliches Verlangen verspüre ich jetzt, und wie kann ich es am besten befriedigen? Brauche ich etwas Knuspriges, etwas Salziges, etwas Deftiges, etwas Saftiges oder etwas Süßes? Okay, ich habe Appetit auf Kartoffelchips. Ich stelle mir jetzt vor, daß ich einige esse. Nein, das ist nicht das Wahre. Wie wäre es mit einem Stück Schokolade ...?'' Auf diese Weise kannst du dir schon vorher das Gefühl vorstellen, das du beim Essen der einzelnen Speisen haben wirst, bevor du überhaupt angefangen hast. Konzentriere dich genau auf den Geschmack der Suppe, die in deiner Speiseröhre hinunterläuft, zerbeiße die Nüsse und genieße den Geruch des frischen Brotes in deiner Phantasie. Finde das Essen heraus, das deiner Stimmung entspricht und dann laß es dir schmecken. Iß, soviel dein Körper braucht. Laß jeden Bissen in deinem Mund zergehen. Gib dich dem Genuß hin.

Es wird häufig vorkommen, daß du dich für keine Speise klar entscheiden kannst, und das kann zweierlei bedeuten. Du hast Hunger, aber du weißt nicht genau, worauf du Appetit hast. Probiere ein bißchen von deiner Lieblingsspeise und warte ab. Vielleicht hast du zu lange gewartet und dein Magen ist schon ganz aus dem Häuschen und schwer zu beruhigen. Oder aber du hast gar keinen Hunger und brauchst etwas ganz anderes, eine Umarmung, ein bißchen Weinen, ein heißes Bad, du hast Lust, mit jemandem zu telefonieren oder möchtest einen Dauerlauf machen. Wenn du wirklich etwas anderes brauchst, dann wird dein wahres Bedürfnis durch Essen nicht befriedigt. Das Äußerste, das du erreichen kannst, ist eine momentane Erleichterung. Du kannst die in dir hochkommenden Gefühle verscheuchen. Bedenklich jedoch ist, daß durch das Essen in solchen Situationen jede andere Regung im Keim erstickt wird und du dich dadurch immer mehr von dem Ziel entfernst, für dich und deine Bedürfnisse selbst zu sorgen. Finde einmal heraus, für welche emotionalen Bedürfnisse du dir Befriedigung durch das Essen erhoffst und prüfe nach, ob das auch wirklich funktioniert. Wenn du feststellst, wie unbefriedigend dieses Vorgehen eigentlich ist, dann überlege dir andere Möglichkeiten der Bedürfnisbefriedigung. Sollte es für dich zutreffen, daß du gerade in Spannungssituationen sehr viel ißt, dann ist das Bewußtsein sicherlich für dich sehr hilfreich, daß du soviel essen kannst, bis du satt bist und für Kummer auch Platz bleibt. Carol Bloom geht in ihren Trainingshandbuch (5) darauf ein: ,,Die meisten Eßsüchtigen essen unter Streß noch mehr und das führt gewöhnlich dazu, daß es ihnen nachher viel schlechter geht. Wenn du in solchen Situationen nur dann ißt, wenn du es wirklich willst, dann teilst du dir dadurch selber mit: 'Ich kann für mich selbst sorgen, ich bekomme von mir selbst die Unterstützung, die ich brauche.' Du läßt dich also nicht selber im Stich, wenn es einmal schlimm kommt."

Für viele Leute haben bestimmte Speisen eine besondere Bedeutung und sind mit besonderen Stimmungen und Erinnerungen verbunden. Einige Leute mögen die beruhigende Wirkung von Suppen, wenn sie nervös sind, bevorzugen Möhren, wenn sie Wut haben und trinken Saft, wenn sie sich unternehmungslustig fühlen. Ich will damit nicht behaupten, daß du deine Wut an einer Möhre ausläßt und dir nichts anmerken läßt, doch meine ich, daß Essen ein Ausdrucksmittel ist. Es geht hauptsächlich darum, daß du dir durch das Essen etwas Gutes tust – daß jede Mahlzeit ein angenehmes Erlebnis ist – daß dein Hungergefühl im Magen für dich ein Zeichen zur Vorfreude ist. Mach dir keine Sorgen über feste Mahlzeiten oder ausgewogene Gerichte. Wir halten nicht viel von den Vorstellungen über gute und schlechte Ernährung. *Wir sind davon überzeugt, daß unser Körper uns mitteilen kann, was wir am besten essen, wann unsere Ernährung ausgewogen ist und wie wir abnehmen können.* Der Körper reguliert sich selbst, wenn er die Möglichkeit dazu hat. Wir halten uns nicht mit Kalorien oder Kohlehydrate-Werten auf. Am besten nimmst du jeden Tag ein Multivitaminpräparat, bis du das Gefühl hast, daß dein Körper sich in dem Maße selbst reguliert, wie er das unserer Meinung nach sollte.

Diese Vorschläge – iß, wenn du Hunger hast und soviel du willst – hören sich vielleicht auch wieder wie neue Vorschriften an, die du befolgen sollst. In gewissem Sinne stimmt das. Aber wir betrachten sie eher als hilfreiche Richtlinien, die dich dabei unterstützen sollen, den Vorgängen in deinem Körper mehr zu vertrauen, und sie werden deshalb eigentlich nicht als „Muß" erlebt, sondern als Hilfen, bis du volles Vertrauen in dich hast. Eigentlich sind die einzelnen Schritte, die wir entwickelt haben, nichts anderes als eine Beschreibung der einzelnen Verhaltensabläufe, die bei „normalen" Essern vor sich gehen.

Die Aufmerksamkeit gegenüber Einzelheiten bei deinen Eßgewohnheiten ist der erste Schritt zu einem „normalen" Verhältnis dem Essen gegenüber. So wie du zu bestimmten Nahrungsmitteln „ja" sagen kannst, hast du auch die Möglichkeit zu bestimmten Speisen in bestimmten Situationen „nein" zu sagen. Das Neinsagen ist ein großartiges Hilfsmittel bei der Selbstbestimmung, doch es basiert auf der Fähigkeit des Jasagens, das vom Herzen kommt und frei von Schuldgefühlen ist.

Hier noch ein paar Tips, die bei der Entmystifizierung von Essen helfen können. Versuche, immer einen Bissen von jeder Speise und einen Schluck von jedem Getränk auf deinem Teller oder im Glas oder der Tasse übrigzulassen. Damit werden zwei Dinge bezweckt. Zum einen gewinnst du so eine Kontrolle über das Essen und verlierst das Gefühl der Unersättlichkeit, zum anderen wird es dir möglich, Nahrung zurückzuweisen. Je wohler du dich fühlst, umso leichter fällt dir auch die Bestimmung der Menge, die du essen willst. Mit dieser Übung hatte Elisabeth, eine achtunddreißigjährige Mutter von drei Kindern, sehr viel Erfolg. Sie war während des 2. Weltkrieges in England aufgewachsen. Mit dieser Übung wurde ein Verhaltensmuster durchbrochen, das sie vor Jahren bei einem Versuch, Essen auf dem Teller zurückzulassen, entwickelt hatte. Sie sah wieder ihre Mutter vor sich, wie sie sich über sie beugte und ihr sagte, sie dürfte keinen Krümel auf dem Teller lassen, denn Soldaten hätten ihr Leben dafür aufs Spiel gesetzt, damit sie zu ihrem Essen käme. Die Nahrungsmittel waren rationiert, Süßigkeiten gab es sehr selten, und Elisabeth wußte nie, wann sie wieder etwas bekommen würde.

Versuche einmal, lauter „schlechte" Sachen im Haus zu haben, bei denen du dich sehr versucht fühlst und vor denen du Angst hast. Eine Frau aus unseren Gruppen überredeten wir zu einem Vorrat für 75 Früchteeisbecher mit allen Zutaten. Ihre erste Reaktion auf diesen Vorschlag, ihren Kühlschrank bis oben mit Eis, Soße, Nüssen und Sahne aufzufüllen, war: „Aber dann esse ich doch alles auf!" Diese Idee kam ihr unglaublich frevelhaft vor. Es wurde ihr klargemacht, daß sie sich angesichts eines Vorrats für eine kleinere Armee selber beweisen konnte, daß sie gar nicht alles auf einmal essen wollte, und sich sehr viel machtvoller und dem Essen nicht so ausgeliefert fühlen würde. Sie entwickelte ein gutes Verhältnis zum Eis und behandelte es wie einen Freund, an den sie sich nach Bedarf wenden konnte, und nicht mehr wie einen Feind, den es zu erobern galt. Sie sorgte auch dafür, daß immer genug von ihrer Lieblingssorte und ihren Lieblingszutaten da war. Wenn du eigentlich Appetit auf Kaffeecreme hast, ist das Schokoladeneis in deinem Kühlschrank nur ein mittelmäßiger Ersatz. *Geh lieber los und kauf' dir genau das, worauf du gerade Appetit hast, anstatt einfach irgendetwas zu essen, was du gerade im Haus hast. Es ist der Mühe wert!*

Die einzigen Beschränkungen, die dir auferlegt sind, hängen mit deinen Mitteln zusammen. Es ist Pech, wenn dir der Sinn nach feinem geräucherten Lachs steht, deine finanzielle Lage jedoch nur etwas weniger Kostspieliges zuläßt. Überleg dir das jedoch noch einmal genau. Wieviel Geld hast du bisher für Diätkost, Diätkochbücher und deinen Heißhunger ausgegeben?

In den Gruppen machen wir ein Spiel, das uns beim Konzentrieren auf bestimmte Speisen hilft und mit der Vorstellung von der Gefährlichkeit köstlicher Speisen im Haus aufräumt. Wir stellen uns vor, daß ein besonderes Zimmer in unserer Wohnung mit allen unseren Lieblingsspeisen bis zur Decke vollgestellt ist, und dann probieren wir aus, was passiert, wenn wir diese ganzen wunderbaren Geschmacksmöglichkeiten in unmittelbarer Reichweite haben. In unserer Phantasie können wir feststellen, was das für ein Gefühl ist. Fühlen wir uns sicherer oder haben wir vor all diesen Köstlichkeiten in unserer direkten Nähe Angst? Nach einer anfänglichen Begeisterung werden die meisten Frauen nervös. „Ich werde überhaupt nicht mehr die Wohnung verlassen! Ich werde dauernd essen!" Aber wenn sie nach ein oder zwei Minuten in ihrer Phantasie mit dem Gefühl vertraut geworden sind, fühlen sie sich all dem Essen gegenüber sicher. Sie stellen sogar fest, daß sie außer dem Zubereiten und Essen der ganzen Nahrungsmittel auch noch andere Dinge zu tun haben. Wenn das Essen für sie immer erreichbar ist, wenn sie die Gewißheit haben, daß sie sich nie wieder selber die Nahrung entziehen werden, dann können sie sich dem Leben zuwenden und damit anfangen, zu essen, um zu leben, anstatt zu leben, um zu essen.

Wenn du dir deine Hungergefühle erarbeitest und sie befriedigen lernst, kannst du dir auch gleichzeitig über psychische Hindernisse klarwerden, die dich von der Befriedigung deines Hungers abhalten. Billigst du dir zum Beispiel nur sehr ungern Hungergefühle zu, dann konzentriere dich auf das, was du körperlich empfindest und achte gleichzeitig auf die psychischen Faktoren, die verhindern, daß du auf deinen Körper hörst. Diese psychologischen Hindernisse können darauf zurückzuführen sein, daß du Zweifel an deinen eigenen Fähigkeiten zur Selbstversorgung hast, oder auf deine Beunruhigung über die Konsequenzen, die das nach sich zieht, oder du stellst dir die Frage, in wessen Kompetenzbereich du eingreifst, wenn du für dich selber sorgst. Eine der Frauen machte folgende Erfahrung: Als sie ihre Bedürfnisse ernstzunehmen begann und sich auch gesondert darum kümmerte, stellte sie ihre Rolle innerhalb der Familie, die in der Versorgung aller und dem Ignorieren ihrer eigenen Bedürfnisse bestanden hatte, immer mehr in Frage. Anfangs fiel es ihr schwer, beim Einkaufen in der Lebensmittelabteilung zuerst an sich zu denken. Das kam ihr wie eine Vernachlässigung ihrer Kinder vor. Doch dann stellte sie fest, daß ihre ganze Familie in bezug aufs Essen immer selbständiger wurde, je mehr sie selbst sich das zugestand, was sie gerne essen wollte. Dadurch waren die Mahlzeiten viel weniger spannungsgeladen. Jedes Familienmitglied kochte mal sein Lieblingsgericht, und wenn auch eine Zeitlang, als alle herumexperimentierten und in der Küche herumwurschtelten, ein Riesenchaos herrschte, bestimmten am Ende alle viel mehr selbst, was und wieviel sie essen wollten und übernahmen auch sonst im Haushalt mehr Verantwortung.

Einige von euch werden die Erfahrung machen, daß sie vom Essen im allgemeinen nicht mehr so abhängig sind, gewisse Sachen werden aber auch weiterhin eine magische Anziehungskraft ausüben. Eine Frau, die bei mir in Behandlung war, aß zeitweise bei der Arbeit immer wieder Bonbons, was sie sich eigentlich nicht erklären konnte. Wir fanden heraus, daß ihr Appetit auf Bonbons mit ihrem Wunsch nach mehr Liebenswürdigkeit zusammenhing. Sie wollte „nett" zu den Leuten sein, wenn sie eigentlich wütend war, denn sie war der Meinung: „Frauen sollten niemals wütend werden; das paßt nicht zu ihnen. Ich werde lieber innen und außen zuckersüß." Wir kamen dahinter, daß sie immer sehr wütend war, wenn sie sich durch das Verhalten ihres Chefs besonders erniedrigt fühlte. Obwohl sie eigentlich dafür bezahlt wurde, daß sie Untersuchungen durchführte, wurden auch „Dienstleistungen" von ihr erwartet. Sie sollte Kaffee kochen und sich um die männlichen Besucher kümmern, die zu ihr ins Büro kamen. Diese Forderungen sind ein Beispiel für die Ungleichheit, die in Büros vorherrscht, und sie geriet wie viele andere Frauen in einen Konflikt und wurde wütend, wenn sie auf diese Art an ihre „Frauenrolle" erinnert wurde. Wir machten in der Gruppe Rollenspiele, damit sie sich ihrem Chef gegenüber besser durchsetzen und mit ihm andere Möglichkeiten der Kaffeezubereitung diskutierten konnte. Als sie sich in ihrer Arbeit mehr Gleichberechtigung erkämpft hatte,verspürte sie weniger häufig das Bedürfnis danach, sich heimlich Bonbons in den Mund zu schieben. Das soll nicht heißen, daß ihre ganze Wut verraucht war. Solange es Chefs gibt, wird es immer wieder zu Spannungen kommen, doch ihre Wut war in der Gruppe anerkannt und im richtigen Zusammenhang gesehen worden, so daß sie sie nicht mehr durch Essen ausleben mußte.

Bei all diesen meinen Ausführungen dürfen wir nicht aus den Augen verlieren, daß unser Ziel nicht in erster Linie das Abnehmen ist. *Das Ziel besteht für eine Eßsüchtige in ihrer Lösung aus dem Abhängigkeitsverhältnis zum Essen.* Eine Gewichtsabnahme ist zwar im allgemeinen ein wichtiges Zeichen dafür, daß der Bannkreis der Sucht durchbrochen ist, wir wollen aber vor allen Dingen erreichen, daß Essen für dich kein Problem mehr darstellt. Das kann gar nicht oft genug betont werden.

# SELBSTHILFE

Wenn du dich für eßsüchtig hältst, kennst du sicherlich auch andere Frauen mit dem gleichen Problem. Es ist sogar möglich, daß du zusammen mit Freundinnen Diätkuren gemacht, gehungert oder gefressen hast, wenn auch der Eßsucht meistens im stillen Kämmerlein gefrönt wird und sie einen irgendwie an Masturbation erinnert. Frauen, die unter Eßsucht leiden, suchen bei anderen Mitgefühl und Verständnis, und es ist meistens so, daß die einzigen, die auch wirklich Verständnis aufbringen können, unter dem gleichen Problem leiden. Ich würde dir deshalb raten, daß du dich mit anderen, die auch Eßprobleme haben, zusammentust und ihr in einer Gruppe gemeinsam euer Problem nach den folgenden Vorschlägen selbst angeht. Wenn du keine Frau mit dieser Problematik kennst, kannst du auch einen Anschlag in der Uni, im Frauenzentrum oder wo es sonst ein Schwarzes Brett gibt, machen, um Kontakt zu anderen aufzunehmen, die ebenfalls Interesse an einer Selbsthilfegruppe haben. Wenn du keine Lust zu einer Gruppe hast, kannst du die Übungen auch allein machen. Ich würde dir aber trotzdem vorschlagen, dir lieber eine Gruppe zu suchen.

Es gibt mehrere Gründe dafür, warum sich dieses Problem am besten in einer Gruppe bewältigen läßt. Einige sind praktischer Art und andere liegen in der Natur der Sache selbst. Es gibt, praktisch gesehen, einfach nicht genug Leute, die auf diesem Gebiet arbeiten oder genug Erfahrung haben, damit die Nachfrage nach Individualtherapie befriedigt werden könnte. Wenn immer mehr Frauen, die selber das Problem hinter sich haben, auf diesem Gebiet weiterarbeiten, zum Beispiel Gruppen ins Leben rufen und andere anleiten, dann eröffnen sich auch für die Eßsüchtigen, denen Einzelsitzungen lieber sind, neue Möglichkeiten. Doch so, wie die Dinge im Moment stehen, kann ich nur die Vorteile von Gruppenarbeit betonen und möchte dich deshalb mit einem Modell für Selbsthilfegruppen bekannt machen.

Wenn du bisher noch keine Freundschaften auf der Basis geteilter Eßlust erlebt hast, dann wirst du das Zusammentreffen mit anderen Frauen, die das gleiche Problem haben, als eine große Erleichterung empfinden. Durch das Zusammensein und das Besprechen deines Problems mit anderen Frauen kannst du dieses furchtbare Gefühl loswerden, eine isolierte Außenseiterin oder eine Versagerin zu sein. Auch bei den Frauen, deren Hauptthema das Essen war, ging es in den ständigen Gesprächen mit ihren Freundinnen wahrscheinlich ausschließlich um Diätkuren und Schlankheitskost. Das Zusammensein in einer Gruppe von Frauen, die gemeinsam ihr Verhältnis zum Dicksein und zum Schlanksein klären wollen, wird für dich wahrscheinlich eine tröstliche Erfahrung sein, durch die du Sicherheit gewinnst. *Für einige Frauen bedeutet es, daß sie sich endlich aus ihrem Versteck herauswagen können, daß sie endlich zeigen können, wer sie wirklich sind. Und das trifft besonders auf die Frauen zu, denen es bisher gelungen ist, ihr Gewicht so einzuschränken, daß es noch der gesellschaftlichen Norm entsprach, so daß niemand etwas von ihrem Problem geahnt hat.* Andere können mehr aus sich herausgehen, weil sie in einer Umgebung, in der Raum für ihre Sorgen und Nöte ist, Entspannung finden. In einer Atmosphäre voller Verständnis und Unterstützung können sie endlich ihren Kummer über ihre Lebensweise loswerden, bei der sich alles nur ums Essen dreht. Sie brauchen sich nicht dafür zu entschuldigen, daß sie dick sind oder ständig ans Essen denken, sie können endlich ehrlich sein, zum Beispiel über die genauen Berechnungen, die sie jedesmal anstellen, wenn sie einen Bissen zu sich nehmen und über die allmorgendliche Ungewißheit darüber, ob sie einen „guten Tag" oder einen „schlechten Tag" vor sich haben. Sie brauchen sich selbst und anderen nicht länger vorzumachen, daß ihre Schilddrüse nicht richtig funktioniert, daß sie einen zu hohen Zuckergehalt im Blut haben oder daß mit ihren Drüsen etwas nicht stimmt. Sie brauchen auch nicht mehr so zu tun, als äßen sie wie ein Spatz. Vielleicht haben sie überhaupt zum erstenmal die Gelegenheit zur offenen Diskussion über ihre Eßgewohnheiten und zur Ergründung der komplizierten Einstellung gegenüber ihrem Körper. Für alle in der Gruppe ist dieser Treffpunkt wahrscheinlich der erste und einzige Ort, an dem sie nicht das Gefühl haben, sich erst mal dafür entschuldigen zu müssen, daß sie überhaupt existieren. Und vor allem verspricht die Gruppe dir Hilfe bei der Bearbeitung eines Problems, das du deiner Meinung nach allein nicht bewältigen kannst.

Über die Aufhebung der Isolation hinaus bringt das Gruppenmodell noch viele andere Vorteile. Jede in der Gruppe hat das gleiche Problem, und obwohl Eßsucht der Grund für die Gruppenbildung ist, kann in der Gruppe die Voraussetzung dafür geschaffen werden, daß die einzelnen Mitglieder sich in einem ganz anderen Licht zu sehen beginnen. Ich meine damit, daß durch die Teilnahme an einer Gruppe, in der die Eßsucht als individuelle Eigenschaft von allen akzeptiert wird, alle über die reduzierte Vorstellung von sich als Eßsüchtige hinauskommen können. Wenn an eßsüchtigen oder dicken Frauen auch andere Eigenschaften außer dem Fett auffallen und du feststellst, daß das Dicksein solche Qualitäten wie Schönheit, Kreativität, Unternehmungslust und Einfühlsamkeit nicht ausschließt, dann kannst du diese Eigenschaften auch bei dir entdecken.

Wenn zum Beispiel Joy den Eindruck gewinnt, daß ein anderes Gruppenmitglied, nennen wir sie Mary, eine fröhliche, behende und entschlossene Frau ist, dann kann sie über ihre Sicht von sich als dicker Frau hinaus auch noch andere Eigenschaften an sich selbst entdecken. Sie kann dann auch ihre Einstellung zum Fett revidieren, so daß sie auf das Dicksein nicht mehr automatisch mit Abwehr oder Widerwillen reagiert. Fett kann dann als eines von zahlreichen Attributen angesehen werden, das mit anderen Eigenschaften wie Schönheit, Anmut, Häßlichkeit, Scheußlichkeit, Freundlichkeit, Nettigkeit und Großzügigkeit einhergehen kann. Du siehst das Dicksein dann als einen Aspekt von dir und nicht mehr als die Eigenschaft, durch die allein du definiert bist. Das, was einen Menschen ausmacht, ist viel mehr als einige seiner Körperteile oder deren Gesamtheit. Wenn du einen dicken Bauch hast, mit dem du dich ständig beschäftigst, dann bist du ja trotzdem mehr als einfach ein dicker Bauch. Wenn andere oder du selbst dich ausschließlich als jemanden mit einem bestimmten Körperumfang definiert haben – und diese Charakterisierung negative Gedankenverbindungen ausgelöst hat, wie das bei der Bezeichnung „fett" zweifellos der Fall ist – dann kann dieser Aspekt an dir ziemlich leicht die Oberhand gewinnen. Es ist daher äußerst wichtig, daß du außer dem Dicksein auch deine anderen Qualitäten zu erkennen beginnst. Und das ist deshalb so wichtig, weil du dann in dem Moment, wo du das Fett hinter dir läßt, nicht auch dich selbst aufgibst (eine häufig geäußerte Befürchtung), weil du noch viele andere Eigenschaften hast. Joan hatte das Gefühl, daß das Fett das einzige in ihrem Leben war, was wirklich ihr gehörte. Sie klammerte sich verbissen an ihr überflüssiges Gewicht, denn sie fürchtete, daß von ihr als Joan nichts Wesentliches mehr übrigbliebe, wenn sie ihr Gewicht hinter sich ließe, wenn sie es aufgeben müßte. Für sie war die Gruppe äußerst wichtig, denn sie war gezwungen, sich mit den Augen der anderen zu betrachten, mit den Augen von Menschen, die ihren Körperumfang akzeptierten, und für die sie durch ihre anderen Wesenszüge definiert war. Auch sie selber erkannte die Einzigartigkeit von anderen in der Gruppe, die besondere Persönlichkeitsstruktur, die sie zu denen machte, die sie waren. Sie konnte im Verlauf der Gruppe beobachten, wie diese Charaktereigenschaften trotz Gewichtsschwankungen erhalten blieben. Dadurch war es ihr möglich, auch bei sich eine Individualität und Einzigartigkeit zu entdecken, die nicht mit ihrem Dicksein zu tun hatte.

Die Gruppe erfüllt noch weitere wichtige Funktionen. Durch das Fett werden der Außenwelt Botschaften mitgeteilt. Viele Frauen stellen zum Beispiel während der Diskussion über das Thema Selbstbehauptung fest, daß sie nicht unumwunden „ja" oder „nein" sagen können. Sie stellen sich vor, daß ihr Fett ihnen das abnimmt. Im Zusammenhang mit der Gruppe, wo jede durch ihr Fett etwas anderes zum Ausdruck bringt, wird sehr schnell klar, daß du dich über das Fett nicht unbedingt sehr deutlich vermittelst. Natürlich erfüllt das Fett diese Funktion der Mitteilung nach außen auch außerhalb der Gruppe bei unsicherem Auftreten in den seltensten Fällen, doch in der Phantasie können die Frauen an dieser Vorstellung festhalten. In der Gruppe hat eine Frau nicht nur die Möglichkeit, sich immer häufiger direkt zu vermitteln, sondern es bleibt ihr auch gar nichts anderes übrig. Nur so, indem sie sich klar auszudrücken versucht, kann die magische Bedeutung, die das Fett für die einzelne Frau hat, zum Vorschein kommen. Die Gruppenmitglieder können sich bei dieser Umstellung weitgehend unterstützen – in diesem Forum können sie sagen, was sie wollen, fühlen oder denken, anstatt weiterhin zu hoffen, das Fett werde das schon für sie machen. In Gruppen können solche Risiken sehr viel leichter eingegangen werden. Gruppenmitglieder, die sich sehr unentschlossen vorkommen, können in der Gruppe verschiedene Möglichkeiten der Selbstbehauptung ausprobieren. Die Gruppenmitglieder sorgen für die richtige Rückkoppelung und liefern gleichzeitig den nötigen Rückhalt. In einer Einzelsitzung sind der Rückkoppelung notwendigerweise Grenzen gesetzt.

Beim Thema Schlanksein haben einige Frauen die Vorstellung geäußert: „Wenn ich schlank bin, werde ich eine erfolgreiche Frau sein, attraktiv, selbstbeherrscht, ich werde funktionierende Beziehungen haben ... ich werde vollkommen sein." Die Gruppenmitglieder können sich gegenseitig bei der Infragestellung solcher Erwartungen ergänzen – an Hand ihrer eigenen Erfahrungen aus Zeiten, als sie schlank waren, können sie anderen klarmachen, daß das Leben nicht die ganze Zeit über wunderbar und reibungslos verlief. Dadurch kann anderen Frauen dabei geholfen werden, solche Perfektionsvorstellungen über Bord zu werfen, Vorstellungen, die auf den Wettkampf einer Frau gegen sich selbst hinauslaufen, und bei dem sie die Verliererin sein wird. Von einer mehr praktischen Sicht aus gesehen ist es sehr wahrscheinlich, daß die Frauen unterschiedlich dick sind, und daß eine oder zwei Frauen für andere Frauen in der Gruppe genau das ideale Gewicht haben. Diese Frauen, sozusagen die zwanghaft Schlanken, konnten das Problem in seine physischen Grenzen verweisen und haben die Figur die in unserer Gesellschaft bei Frauen erwartet wird. Abgesehen davon haben sie aber nicht die Erfahrung gemacht, daß für Schlanke alles im Leben glatt geht, und das kann eine große Hilfe für alle Frauen sein, die vom Schlanksein ein Leben ohne Schwierigkeiten erwarten. Das Abnehmen kann dann als das gesehen werden, was es ist, ohne daß damit auch gleichzeitig die Erwartung einhergeht, es müsse ein Wendepunkt im Leben eintreten.

Die Gruppe verhilft den Frauen aber nicht nur zu einer neuen Einstellung zu sich selbst, sondern liefert auch direkte Ansatzpunkte zur Bewältigung der Eßsucht. In einer Gruppe über Eßsucht konzentriert sich die Aufmerksamkeit immer auf die Bedeutung des Schlankseins oder des Dickseins im eigenen Leben – momentan, früher oder in der aktuellen Gruppensituation. Dadurch, daß die dem Fett zugeschriebenen Schutzfunktionen diskutiert und untersucht werden, verlieren sie innerhalb der Gruppe ihre Macht, und die Gruppenmitglieder müssen selbst zusehen, wie sie sich ohne das Fett schützen können. Es wird ein Lernprozeß in Gang gesetzt, bei dem die Gruppenmitglieder erkennen, daß sie außer dem Fett auch noch andere Schutzmechanismen haben. Dadurch verliert für sie die Aussicht auf den Verlust an Bedrohlichkeit.

Während der Zeit des Bestehens einer Gruppe wird das Gewicht der einzelnen Frauen zwangsläufig immer wieder schwanken. Daran können alle sehen, daß das Abnehmen nicht mit furchtbaren Folgen verbunden ist. Jill und Margot zum Beispiel, die vom Gewicht und Körperumfang her gar nicht ähnlich waren, fürchteten sich beide vor ihrer eigenen „Promiskuität", falls sie erfolgreich abnahmen. Beide hatten in ihren schlanken Zeiten ein sehr intensives Sexualleben gehabt. Im Verlauf der Gruppe kam beiden zu Bewußtsein, wie beängstigend dieses Schlanksein in Verbindung mit den sexuellen Erfahrungen gewesen ist. Die Gewißheit, daß Schlanksein nicht automatisch mit der Aufnahme flüchtiger sexueller Beziehungen zusammenhängen muß, war für beide Voraussetzung für das Abnehmen. Margot nahm als erste eine ganze Menge ab. Sie beteuerte sich weiterhin selbst, daß sie sehr wohl schlank sein könnte, ohne ihre Sexualität ausleben zu müssen, wenn ihr das Angst machte. Unterdessen wurde für Jill Sexualität immer mehr Bestandteil ihres normalen Lebens, und sie war deshalb nicht mehr der Meinung, daß sie nur in schlanken Zeiten ein Sexualleben haben könnte und es dann auch noch angstbesetzt sein müßte. Margots neuerworbenes Selbstvertrauen machte Jill Mut. Auch für sie war Sexualität nicht länger mit ihrem Gewicht nach dem Verhaltensschema Verzicht/völliges Gehenlassen verbunden, wobei viel Gewicht „zu dick zum Bumsen" und geringes Gewicht „schlank und für alle zu haben" bedeutete. Jill und Margot lernten aus dem Verhalten der anderen eine Menge. Jill erlebte, daß eine Frau, mit der sie sich sehr stark identifizierte, etwas erreichen konnte, das ihr bisher unmöglich erschienen war – Margot hatte abgenommen und sich nicht zu sexuellen Ausschweifungen hinreißen lassen. Margot wiederum lernte von Jill, daß Sexualität unabhängig vom Gewicht ausgelebt werden konnte. Dieses Gefühl war für Margot besonders deshalb sehr beruhigend, weil sie ein Kind haben wollte. Viele ihrer Ängste in bezug auf Schwangerschaft und Mutterschaft hingen mit der Vorstellung zusammen, daß sie ihre Sexualität wegen ihres dicken Bauches nicht ausleben könnte, weil niemand mehr sexuelles Interesse an ihr hätte. Daß Jill eine sexuelle Beziehung haben konnte, die beide bisher bei diesem Gewicht für unmöglich gehalten hatten, veränderte Margots Einstellung zur Sexualität in Abhängigkeit vom Gewicht. Sie sah, daß Jill Sexualität wegen ihres Gewichts keineswegs versagt blieb, daß sie durchaus attraktiv war, und das machte sie zuversichtlich.

Gruppen bringen noch weitere Vorteile, die klarwerden, wenn ich auf das Selbsthilfemodell im einzelnen eingehe. An dieser Stelle möchte ich ein paar Vorschläge für das Ingangbringen einer Gruppe machen.

Ich habe die Erfahrung gemacht, daß die Gruppen besser funktionieren, wenn sie nicht zu klein sind. Eine Gruppe von fünf bis acht Frauen bietet gute Voraussetzungen. Meistens dauert es eine Weile, bis sich die Gruppe stabilisiert hat – ein paar Frauen bleiben meistens nach einiger Zeit weg oder ziehen um – deshalb ist es am besten, wenn am Anfang mehr Frauen zusammenkommen. Die Gruppenergebnisse werden durch das Alter der Teilnehmerinnen, ihr Gewicht oder ihre soziale Herkunft wenig beeinflußt. Die Gemeinsamkeiten oder Unterschiede auf diesen Gebieten bestimmen natürlich das Gruppengefühl und die Stimmung in den einzelnen Gruppen.

Wichtig ist eine genau festgelegte Dauer der Gruppensitzungen, die sich nicht von Woche zu Woche wieder ändern sollte. Für eine Gruppe mit acht Frauen sind 2 1/2 Stunden empfehlenswert, bei Gruppen mit fünf Frauen genügen 1 1/2 Stunden. Aus mehreren Gründen ist es wichtig, die Dauer vorher festzulegen. Erstens werden dadurch, wie in jeder Therapiegruppe, die Stunden bestimmt, in denen sich die Gruppe ganz bewußt auf die psychologischen Zusammenhänge konzentriert, die das Thema der Gruppe sind. Die Sitzungsdauer sollte auch aus dem Grund nicht offengelassen werden, weil es Eßsüchtigen in jeder Beziehung recht schwerfällt, definitiv zu sein, einen Anfang und ein Ende abzusehen. Zweitens führt eine genau festgelegte Dauer dazu, daß jede Teilnehmerin systematisch dafür sorgt, daß ihre Bedürfnisse an die Gruppe auch befriedigt werden. Gefühle der Unersättlichkeit und des Unbefriedigtseins bei vielen Eßsüchtigen können dadurch abgebaut werden. Diese Gruppensitzungen erhalten so mehr Bedeutung, da eine ganz bestimmte Zeit aus der täglichen Routine herausragt und ausschließlich dieser Gruppe gewidmet ist. Dadurch ist gesichert, daß einmal in der Woche eine Auseinandersetzung und Reflexion stattfindet.

Wahrscheinlich kommt jede Frau mit der Erwartung und dem Wunsch in die Gruppe, daß die Teilnahme zu einem sofortigen drastischen Gewichtsverlust führt. Solche Vorstellungen lassen sich nur sehr schwer abbauen, es sollte jedoch immer wieder darauf hingewiesen werden, daß das Hauptziel der Gruppe nicht in einer Gewichtsabnahme besteht. Die Gruppe hat sich vorgenommen, aus ihrer Abhängigkeit vom Essen herauszukommen, und die folgenden Hinweise sollen dabei helfen. Zur Erreichung dieses

Ziels geht die Gruppe am besten auf zwei Ebenen gleichzeitig vor. Auf der einen Ebene untersucht sie die symbolischen Bedeutungen, die das Dicksein und das Schlanksein für jede einzelne in der Gruppe hat. Auf der zweiten Ebene wird eine neue Einstellung zum Essen und zum Hunger erarbeitet. Doch bevor wir uns im einzelnen mit den ersten Gruppensitzungen auseinandersetzen, möchte ich noch eine Randbemerkung über psychologische Vorgänge machen.

Jedes Symptom, also auch Eßsucht, entsteht nicht von ungefähr. Symptome zeigen sich erst dann, wenn es keine anderen Ausdrucksmöglichkeiten für Kummer mehr gibt. Die Beseitigung von Symptomen ohne Kenntnisse über ihre Entstehung und ihren Zweck ist alles andere als ratsam. Und eine Frau würde auch ziemlich hilflos sein, wenn sie nicht vorher neue Verhaltensweisen für den Umgang mit den Konflikten entwickelt hätte, die sich hinter den Symptomen verbargen. Daraus könnten sich gefährliche Situationen ergeben, und im Extremfall würden daraus neue Symptome entstehen. Wenn wir ein Symptom wie Eßsucht einfach beseitigen, dann verharmlosen wir es nicht nur, indem wir dadurch auch zum Ausdruck bringen, daß es nur ein Tick war, den es zu beseitigen galt, wir gehen auch, eben wegen der wichtigen Rolle, die es spielt, das Risiko eines „Symptomwechsels" ein. Keiner Frau ist besonders geholfen, wenn sie zwar ihre Eßsucht überwindet, aber etwas später von einem neuen Symptom heimgesucht wird (wie zum Beispiel Schlaflosigkeit oder Angstzustände). Ich meine damit, daß Ängste auftreten können, wenn eine Frau alle Dinge ausprobiert, von denen sie immer angenommen hatte, daß sie nur für Schlanke möglich sind, sich vorher aber gar keine Gedanken darüber gemacht hat, warum ihr diese Situationen bisher immer beängstigend erschienen. Ohne ihr Gewicht im Hintergrund kommt sie sich vielleicht ausgeliefert vor und fürchtet sich. Wenn sie diese Gefühle nicht mehr durchs Essen dämpfen und dadurch unter Kontrolle halten kann, dann drücken sie sich wahrscheinlich in Angst aus. Ich habe Angst hier als ein Beispiel für einen ernsten Zustand des Unbehagens und der Hilflosigkeit angeführt. In diesem Zustand ist anscheinend niemand mehr in der Lage, sich selbst zu helfen.

Mit Angst reagieren wir auf Gefühle, die wir nicht akzeptieren können, von denen wir uns in die Enge getrieben fühlen oder überrumpelt werden. Die Angst wird, so unangenehm sie auch sein mag, als sicherer empfunden als das sie auslösende Gefühl oder Ereignis. Sara hatte zum Beispiel furchtbare Angst vor ihren Wutanfällen, sie befürchtete, daß sie verheerend wirken könnten. Wenn sie ihrer Wut auch nur Bruchteile von Sekunden freien Lauf ließe, würden, so fürchtete sie, ihre Familie und Freunde ihrer Raserei ausgesetzt sein und ausgelöscht werden. Solche Vorstellungen haben viele Frauen. Sie sind hauptsächlich auf das Tabu zurückzuführen, mit der der offene Ausdruck weiblicher Wut belegt ist. Sara hatte also Angst vor ihrer eigenen Wut, doch anstatt ihrer Phantasie auf den Grund zu gehen, bekam sie Angst. Durch das folgende Schema wird dieser Vorgang vielleicht klarer.

| | | | | |
|---|---|---|---|---|
| In Sara steigt Wut hoch, die sie nicht akzeptiert | Phantasien über Tätlichkeiten gegenüber anderen werden wach | Sara bekommt Angst vor ihrer Wut | Sara reagiert auf die Angst und hat keine Wut mehr | Sara ist beunruhigt und hat keine Verbindung mehr zu ihrem ursprünglichen Gefühl |

Als Sara klarwurde, daß sie die Phantasien, denen sie freien Lauf ließ, nicht auch in die Tat umsetzen würde – die bloße Tatsache, daß sie am liebsten auf alle losginge, bedeutete also nicht, daß sie auch so handeln würde – hatte sie keine Angst mehr. Sie ließ ihre Wut zu. Die Wut stieg in ihr hoch und verrauchte wieder, sie behielt den Überblick.

Durch diesen Exkurs über Angst konnte ich vielleicht deutlich machen, daß eine schnelle Beseitigung der Eßsucht die Entstehung eines ebenso entfremdeten Symptoms an einer anderen Stelle bewirken kann, wenn es nicht genügend untersucht und integriert wird. Deshalb möchte ich an dieser Stelle ganz besonders auf folgende Punkte hinweisen:

1. Die Trennung vom Fett ist ein ganz allmählicher Vorgang, der mit einer emotionalen Verarbeitung einhergehen muß.
2. Eine Auseinandersetzung mit den beängstigenden Aspekten der

Trennung vom Fett ist unbedingt erforderlich.
3. Neue Verhaltensweisen für den Umgang mit Konflikten müssen entwickelt werden.
4. Konflikte im Zusammenhang mit dem Essen und dem Gewicht müssen zu Tage treten können.

Diese Anweisungen bedeuten jedoch nicht, daß die gesamte Persönlichkeit einer Frau sich verändern muß, ehe ein Symptom wie Eßsucht beseitigt werden kann. Wir haben die Erfahrung gemacht, daß die Eßsucht unter Anwendung der o.a. Hinweise überwunden werden kann. Das Bewußtsein, für die eigenen Eßgewohnheiten selbst verantwortlich zu sein, verschafft enormes Selbstvertrauen.

Bei einer neuen Selbsthilfegruppe haben wir das erste Treffen folgendermaßen strukturiert. In der ersten Hälfte der zur Verfügung stehenden Zeit widmen wir uns erst einmal den symbolischen Bedeutungen, die das Dicksein und das Schlanksein für jede Frau hat. In der zweiten Hälfte diskutieren wir über Essen. Wahrscheinlich gibt es in eurer Gruppe keine Leiterin. Deshalb ist es am besten, wenn eine Teilnehmerin die folgende Phantasieübung vorher auf Tonband aufnimmt, damit alle Frauen daran teilnehmen können. Macht bei der Aufnahme bei den Pünktchen ziemlich lange Pausen. Das Vorlesen der gesamten Übung sollte ungefähr 15 Minuten dauern. Die Gruppenmitglieder sollten dabei versuchen, alle Vorstellungen, die ihnen einfallen, im Kopf zu behalten, damit sie ihre Erlebnisse nachher den anderen mitteilen können.

*Mache es dir bequem ... Schließe die Augen ... und stell dir vor, daß du auf einer Party bist ... Du wirst dicker ... Du hast jetzt schon ganz schön zugenommen ... Was für ein Gefühl hast du dabei? ... Schau dir die Leute um dich herum an ... Was empfindest du dabei? ... Was ist das für eine Party? ... Was läuft um dich herum ab? ... Finde einmal heraus, ob du sitzt, ob du stehst oder ob du herumgehst ... Was hast du an und wie fühlst du dich in deiner Kleidung? ... Was wird durch sie vermittelt? ... Achte auf alle Einzelheiten in dieser Situation ... Wie verhältst du dich gegenüber den anderen Leuten auf der Party? ... Bist du für dich oder unterhältst du dich, tanzt du oder ißt du mit anderen zusammen? ... Hast du etwas mit ihnen zu tun oder fühlst du dich ausgeschlossen? ... Nimmst du den Kontakt zu anderen auf oder gehen die Leute auf dich zu? ... Jetzt versuche einmal herauszufinden, was dein „dickes" Ich den Leuten auf der Party mitteilt ... Will es etwas Bestimmtes zum Ausdruck bringen? ... Nützt dir das Dicksein in dieser Situation irgendwie? ... Versuche, die Barrieren abzubauen, die du in dir möglicherweise bei der Vorstellung errichtest, daß dir dein Dicksein auf der Party irgendwelche Vorteile bringen könnte ... Nun stell dir vor, daß dein Fett von dir abfällt und dahinschmilzt und du jetzt in deiner Phantasie so schlank bist, wie du es dir überhaupt nur vorstellen kannst ... Du bist auf derselben Party ... Was hast du jetzt an? ... Was teilt diese Kleidung über dich mit? ... Wie fühlst du dich in deinem Körper? ... Wie kommst du mit den Leuten auf der Party zurecht? ... Fühlst du dich jetzt mehr oder weniger integriert? ... Gehen die Leute auf dich zu oder machst du den ersten Schritt? ... Was für Kontakte sind das, die du mit den anderen aufnimmst? ... Finde einmal heraus, ob das Schlanksein auf dieser Party für dich irgendetwas Beängstigendes hat ... versuche, über die anfängliche Euphorie hinauszukommen und achte auf die Schwierigkeiten, die es für dich mit sich bringt, so schlank zu sein ... Jetzt versetzt du dich wieder in deinen dicken Zustand auf der Party ... und jetzt sei wieder schlank ... Stell dir abwechselnd beides vor und achte dabei ganz besonders auf die Unterschiede ... Wenn du fertig bist, kannst du die Augen wieder aufmachen ...*

Ihr könnt jetzt im Zimmer umhergehen und euch gegenseitig eure Phantasien mitteilen. Ihr werdet feststellen, daß sich die Erfahrungen im Präsens lebhafter vermitteln lassen. Beispielsweise: ,,Ich bin in meiner Phantasie auf einer Strandparty, es ist ein ausgesprochen heißer Tag, doch ich habe über meinem Bikini einen Bademantel und versuche, möglichst nicht aufzufallen, ich fühle mich sehr unwohl ..." Laßt euch nicht dadurch stören, daß die Phantasien der Frauen sehr voneinander abweichen und auch sehr widersprüchlich sind; das Gemeinsame der Aussagen wird sehr bald offensichtlich werden. Verwendet auf jeden Fall die Ich-Form, damit jede Frau ihre eigenen Erfahrungen mit ihren eigenen Worten wiedergibt. Wenn ihr zu früh Gemeinsamkeiten zwischen den einzelnen Erfahrungen herstellt, können unnötige Spannungen entstehen. Durch die Übung werden die dem Buch zugrundeliegenden Konzepte ganz konkret umgesetzt. Ihr werdet unweigerlich große Unterschiede zwischen eurem schlanken und eurem dicken Selbstbild feststellen. Es kann zum Beispiel so sein, daß ihr in eurer Phantasie im dicken Zustand dasitzt und euch mit jemandem unterhaltet, während ihr schlank geistreich und witzig seid und im Mittelpunkt steht; oder ihr sitzt allein da, wenn ihr dick seid, und tanzt mit allen, wenn ihr schlank seid. Besonders die Phantasien über das Schlanksein sind wahrscheinlich von den gängigen Schlankheitsvorstellungen beeinflußt, auf die ich schon eingegangen bin, oder sie basieren auf eigenen Erfahrungen beim Schlanksein. Bei der Diskussion ihrer Phantasien sollte jede Frau immer wieder besonders darauf achten, was für eine Persönlichkeit sie ihrer Meinung nach sein muß oder sein wird, wenn sie schlank ist. Wenn ihr eine Weile über eure Phantasien nachgedacht habt, dann vergleicht sie einmal mit euren wirklichen Persönlichkeiten. Ist dein schlankes Ich eine Fremde für dich, unterscheidet es sich so grundlegend von deinem gewohnten Selbstbild, daß es dir so vorkommt, als hättest du ein dickes und ein schlankes Ich, wie das von einigen Frauen erlebt wird?

In unseren Gruppen stellen wir uns sowohl beim ersten als auch bei den folgenden Treffen die unten aufgeführten Fragen, weil in ihnen der Kernpunkt behandelt wird, wie wir andere Schutzmaßnahmen entwickeln können, die dem gleichen Zweck wie das Übergewicht dienen:

1. Welche Eigenschaften, die ich in meiner Phantasie im dicken Zustand hatte, muß ich mir unbedingt auch für mein Schlanksein erhalten?

2. Was hat mir bei der Phantasie über das Dicksein Angst gemacht, damit ich mir die Gewißheit verschaffen kann, das in schlankem Zustand nicht machen zu müssen?

In ihrer Phantasie hatte eine Frau aus der Gruppe, Maureen, als sie dick war, mit einer anderen Frau zusammengesessen, und sprühte dagegen vor Temperament und Witz, als sie sich in den schlanken Zustand versetzte. Als sie diese beiden Situationen genauer betrachtete, wurde ihr bewußt, wie sicher und entspannt sie sich bei dem Gespräch mit ihrer Freundin gefühlt hatte und wie unsicher und hektisch ihr ihr temperamentvolles Ich vorkam. Als ihr klarwurde, daß sie mit Schlanksein etwas Negatives verband und Dicksein ihr Vorteile versprach, merkte sie, wie nötig es für sie war, sich vor ihrer Gewichtsabnahme mit dem Gedanken vertraut zu machen, daß sie als schlanke Frau nicht dauernd vor Witz und Temperament überschäumen müsse.

Sie stellte fest, daß ihre Vorstellungen vom Schlanksein, das zwar oberflächlich gesehen angenehm und erstrebenswert erschien, sich grundlegend von denen über ihr dickes Ich unterschieden, und daß ein Gewichtsverlust keine grundlegende Persönlichkeitsveränderung bewirken würde, und das war ja auch weder wünschenswert noch durchführbar. Dauernd temperamentvoll zu sein, ist für eine, die sich gern in entspannter Stimmung unterhält, eine unrealistische Erwartung. *Gerade diese veränderte Vorstellung von sich selbst führt immer wieder zum Zunehmen, denn es ist unwahrscheinlich anstrengend, in schlankem Zustand eine ganz andere Frau zu sein.* Deshalb mußte sich Maureen erst sicher sein, daß das Abnehmen nicht auch gleichzeitig den Verlust der Seite an ihr bedeuten würde, die sich gern entspannt unterhielt. Sie mußte dazu die Möglichkeit in Betracht ziehen, daß zum Beispiel ihr Wunsch, sich zu unterhalten, nichts mit ihrem Fett zu tun hatte, sondern ein Teilaspekt ihrer eigenen Persönlichkeit war. Andererseits hindert das Übergewicht keine Frau daran, „der Star" zu sein. Es bedeutet also nicht, daß jede Frau hinter den Kulissen auf das Schlanksein warten muß, bis ihr Auftritt kommt.

Ich habe Maureens Beispiel aus zwei Gründen gewählt; nicht nur wegen der Häufigkeit, mit der es vorkommt, sondern auch, um damit auf die Zielrichtung bei der Fragestellung hinzuweisen. Wahrscheinlich wird keine Frau eine so deutliche Diskrepanz zwischen ihrem dicken Selbstbild und ihrem schlanken Selbstbild gleich bei den ersten Treffen feststellen. Durch die Phantasieübung erhalten Eßsüchtige die Möglichkeit, eine größere Übersicht über die Bedeutung von Dicksein und Schlanksein zu bekommen. Danach können wir uns mit der Frage beschäftigen, was für unrealistische Erwartungen mit dem Schlanksein verbunden sind und welche wir auf dem Weg dahin aufgeben wollen. Diese Fragen sollten in der Gruppe immer wieder behandelt werden, denn dadurch gelangt ihr zu einem Bild von euch selbst, das nicht je nach Körperumfang wechselt.

Nachdem alle über ihre Phantasien berichtet haben und vielleicht ein gemeinsamer roter Faden entdeckt wurde, wenden wir uns Techniken zu, durch die wir in der Gruppe zu neuen Einstellungen gegenüber Essen und Hunger gelangen. Wir machen eine weitere Phantasieübung, in der die gegenwärtigen Gefühle dem Essen gegenüber beleuchtet und neue Möglichkeiten gefunden werden sollen. Spielt diese 15-Minuten-Übung vom Tonband ab oder laßt sie euch von einer Frau vorlesen, während es sich die anderen Frauen der Gruppe möglichst bequem machen:

*Mach die Augen zu ... Stell dir vor, daß du in deiner Küche bist ... Schau dich darin um und mache eine Liste von allen vorhandenen*

*Nahrungsmitteln ... im Kühlschrank ... in den Fächern ... in der Keksdose ... im Gefrierschrank ... Es fällt dir bestimmt nicht schwer, dir einen Überblick zu verschaffen, denn du weißt ja, wo alles ist oder nicht ist, auch die Süßigkeiten oder die Diätkost ... Sieh dich in deiner Küche um und stelle fest, ob dir das etwas ausmacht ... Ist dir der Anblick des spärlichen Essens, das du normalerweise im Haus hast oder dir zugestehst, unangenehm? ... Finde heraus, was deine Küche über dich aussagt ... Und jetzt geh zu dem Supermarkt oder Einkaufszentrum, wo du gerne einkaufst, geh dahin, wo es alles gibt - eine Gemüseabteilung, eine Fleischabteilung, Delikatessen, Molkereiprodukte, Backwaren, einen Imbiß mit warmen Speisen zum Mitnehmen – und dabei stellst du dir vor, daß du soviel Geld ausgeben kannst, wie du willst ... Du kannst mehrere Einkaufswagen nehmen und sie mit deinen Lieblingsspeisen füllen ... Geh durch alle Regalreihen und von Stand zu Stand und laß dir bei der Auswahl der leckersten Sachen Zeit ... Du brauchst nicht zu knausern ... wenn du Appetit auf Käsekuchen hast, nimm gleich mehrere Stücke, kauf' soviele, daß du sie unmöglich alle auf einmal essen kannst ... Sieh zu, daß du genau den bekommst, den du am liebsten magst ... Du brauchst dich nicht zu beeilen, du hast genug Zeit, um alles, was du gerne einkaufen möchtest, auszusuchen ... Laß deine Augen über das riesige, herrliche Angebot der Speisen wandern und pack deinen Wagen damit voll ... Wenn du wirklich alles hast, steig mit deinen Kartons und Tüten in ein Taxi und fahr heim ... Es ist niemand da, und es kommt auch niemand ... Du hast die ganze Wohnung und besonders die Küche für dich ... Trag deinen Einkauf in die Küche und breite ihn aus ... wie kommst du dir vor, mit all dem Essen um dich herum, alles für dich? ... Hast du sündige Gefühle oder freust du dich? ... Setz dich hin und lausche den verschiedenen Stimmungen nach, die in dir hochsteigen ... mach dir noch einmal bewußt, daß du von niemandem gestört werden kannst, daß das ganze Essen für dich allein da ist und genieße es ... Finde heraus, ob du erleichtert wärst, wenn du die Gewißheit hättest, dir nie mehr etwas versagen zu müssen ... Und jetzt gehst du hinunter und steckst einen Brief in den Briefkasten ... Was für ein Gefühl hast du dabei, wenn du aus dem Haus gehst und das ganze Essen zurückläßt? Freust du dich schon darauf, wenn du zurückkommst, und es dann alles noch so dasteht? ... Oder bist du erleichtert, daß du es hinter dir gelassen hast? ... Du hast den Brief jetzt eingeworfen und gehst wieder nach Hause zurück ... Denk beim Aufschließen wieder daran, daß du das ganze Essen für dich allein hast und daß du von niemandem gestört werden kannst ... Was ist das für ein Gefühl, wieder inmitten des ganzen Essens zu sein? ... Wenn du dich vorher sicher gefühlt hast, ist das jetzt immer noch so? Wenn dir das Essen Angst gemacht hat, ist es dann jetzt für dich tröstlich, soviel in der Küche zu haben? ... Kehre langsam mit dem Bewußtsein, daß deine Küche voller leckerer Sachen ist, die dir niemand wegessen kann, hierher in diesen Raum zurück ... und mach, wenn du fertig bist, deine Augen wieder auf ...*

Die Reaktionen auf diese Phantasieübung sind sehr unterschiedlich, doch ihr werdet feststellen, daß sie fast immer sehr aufwühlend sind. Das Spektrum der Gefühle reicht von Erleichterung über soviel Essen auf einmal und Freude über die Gewißheit, es genießen zu dürfen, bis hin zu Schrecken, Angst und Zweifeln daran, ob es in einem Raum mit soviel Nahrungsmitteln überhaupt auszuhalten ist, von dem Bedürfnis, das ganze Essen wegzuschmeißen oder damit um sich zu werfen bis zu der Lust, sich darin zu wälzen. Viele Frauen können sich auf dem Weg zum Briefkasten von dem klaustrophobischen Gefühl erholen, das sie inmitten von verführerischen Speisen gehabt haben; für andere bedeutet das Verlassen der Küche, die sich in eine wundervolle Eßoase verwandelt hat, eine angenehme Abwechslung. Die Phantasieübung weist uns auf unsere geheimen Ängste vor dem Essen hin und ist ein guter Ausgangspunkt für eine Diskussion darüber, wie sehr Eßsüchtige sich jedes Vergnügen am Essen versagen und was für ein feindliches Verhältnis sie zu Nahrungsmitteln entwickelt haben. Wir versuchen, Gelassenheit gegenüber dem Essen zu vermitteln und auf diese Weise die Vorstellung ins Wanken zu bringen, daß alle, die eßsüchtig oder übergewichtig sind, aufs Essen verzichten müssen. Die Grundidee, die wir vermitteln wollen, besagt nämlich genau das Gegenteil. Das Übel besteht darin, daß eine Eßsüchtige niemals das Essen richtig genießt, und dieses Übel wollen wir beseitigen. Eine Eßsüchtige handelt aus der Einstellung heraus: „Ich bin zu dick, ich muß auf bestimmte Speisen verzichten." Und daraus ergibt sich ein Verhaltensmuster, das sie dazu veranlaßt entweder eine Abmagerungskur zu machen oder aber eine Menge zu essen, um sich auf die kommende Diät vorzubereiten, wenn sie sich wieder wohlverhalten muß. Die Diät wird wegen eines Anfalls von Heißhunger abgebrochen, der ihr nur wenig Genuß bringt, weil er so triebhaft und verstohlen befriedigt wird. Auf diesen Vorfall folgt eine „chaotische Zeit", die von einem neuen Diätplan abgelöst wird, was in dem folgenden Schaubild verdeutlicht werden soll. Keine dieser Verhaltensweisen ist mit einer positiven Einstellung dem Essen gegenüber verbunden, sondern beruht auf einem verzweifelten Kampf, die Nahrungsaufnahme unter Kontrolle zu bringen.

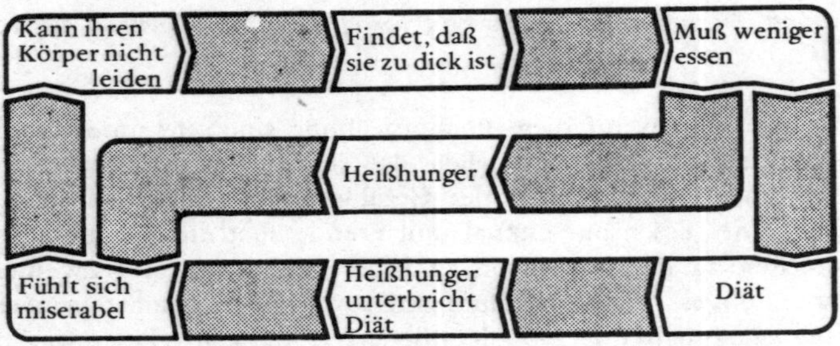


Dieser ständige Kampf um die Nahrungskontrolle stellt die Triebkraft bei der Eßsucht dar. Unsere Methode zielt darauf ab, sowohl die Funktion des Essens für die Eßsüchtige als auch ihre Berechtigung dazu neu zu definieren. *Essen ist ein wichtiger Bestandteil des Lebens. Nahrung ist unser Lebensspender und nicht etwa eine Versuchung, der wir aus dem Weg gehen müssen.* Wir können das Essen genießen, solange genug da ist. Diese Idee ist überhaupt nicht neu, doch muß sie sich für eine Frau, für die das Essen eine ganz andere Bedeutung hat, verblüffend anhören. Ich werde gleich noch Hinweise geben, wie diese Methode am besten angewendet wird. Beim ersten Treffen ist es jedoch am wichtigsten, daß die Gruppenmitglieder sich ihre täglichen Erfahrungen und Ängste im Umgang mit dem Essen mitteilen.

Soweit also der Überblick über das erste Treffen. Auch bei allen folgenden Sitzungen soll die laufende Gruppenarbeit auf zwei Ebenen stattfinden. Einerseits werden die Eßerfahrungen der letzten Woche behandelt, andererseits geht es um das Verhältnis zum Dicksein und zum Schlanksein. Dabei braucht die Zeit nicht jedesmal ganz genau strukturiert zu werden. Die Selbsthilfegruppen, die bei uns angefangen haben, bekamen in der ersten Woche eine Hausaufgabe; sie sollten eine Aufstellung über ihr Essen anlegen. Dabei sollten einige der Situationen erkannt werden, in denen du dich gerade befindest, wenn es dich zum Essen hinzieht, obwohl du körperlich gar keinen Hunger empfindest.

Lege dir in der ersten Woche eine Karte nach folgendem Schema an. Der Sinn der Karte besteht in der *Beobachtung* deiner Eßgewohnheiten, nicht in ihrer Bewertung. Von deiner Karte kannst du dann ablesen, was für Verhaltensmuster in bezug auf das Essen sich bei dir abzeichnen. Empfindest du dich beim Essen chaotisch oder ißt du mit System? Haben dir einige Sachen ganz besonders gut geschmeckt? Wie ist das, wenn du merkst, daß du dich beim Essen dauernd Zwängen aussetzt? Haben dir der Schokoladenkuchen und das Eis um drei Uhr morgens nicht viel besser geschmeckt als der Fisch mit Spinat am Mittag zur genau festgesetzten Zeit? Mußtest du die Frikadelle mit Salat nicht in Wirklichkeit herunterwürgen, damit du als Nachtisch den Fruchteisbecher essen konntest, auf den du eigentlich Appetit hattest?

| **Uhrzeit und Datum** | **Was ich gegessen habe** | **War ich vorher hungrig** | **War durch das Essen mein Appetit gestillt oder nicht** | **Gefühle unmittelbar vor dem Essen** |
|---|---|---|---|---|
| | | | | |

Außer der Übersicht darüber, was du wirklich gegessen hast, gibt die Karte dir auch Auskunft über die Situationen, in denen du gewöhnlich ißt. Ißt du allein? Heimlich? Triffst du niemals Verabredungen zu den üblichen Mahlzeiten? Oder gehst du zusammen mit „Feinschmecker-Freunden" essen? Oder ißt du bei dir daheim am Tisch? Oder läufst du beim Essen in der Wohnung herum, wobei du immer wieder zum Kühlschrank zurückkehrst. Oder ißt du im Bett? Oder beim Fernsehen? Achte darauf, wann, wie und was du ißt, und wann dir was wie am meisten schmeckt. Vielleicht bist du durch das Essen an sich schon so stark in Anspruch genommen, daß du dich am liebsten an einen schön gedeckten Tisch setzt, auf dem alles schon vorbereitet steht, oder dir ist ein Multi-Media-Erlebnis lieber, wobei du ein Buch vor dir liegen hast, der Plattenspieler läuft und das Essen in deiner Reichweite ist.

Achte auch auf die Eintragungen unter „Gefühle unmittelbar vor dem Essen". Ist dein Eßbedürfnis durch eine systematische Abfolge von Ereignissen ausgelöst worden, als du eigentlich gar nicht hungrig warst? Sind dir gewisse Stimmungen aufgefallen, mit denen du nicht zurechtkommst und die dich zum Kühlschrank treiben? In unseren Gruppen haben viele Frauen darüber berichtet, daß Langeweile, Wut, ein Gefühl der Leere, Enttäuschungen und Einsamkeit als Auslöser wirken. Für andere ist das Essen eine willkommene Unterbrechung ihrer verschiedenen Aktivitäten, wobei das Essen den Anfang und das Ende verschiedener Tagesabschnitte markiert. Andere Frauen tun sich mit dem Essen etwas Gutes. Das Essen ist für sie eine – wenn auch sehr vergängliche – Oase des Vergnügens, die einen ansonsten sehr schwierigen Tag aufhellt. Isabel sagte zum Beispiel: „Wenn ich nicht wüßte, daß ich den Tag über einige Cremeschnitten essen werde, sähe ich überhaupt keine Möglichkeit, wie ich zu meinem Vergnügen kommen sollte!" Als wir diese Bemerkung untersuchten, stießen wir auf zahlreiche Fragenkomplexe. Warum war ihr Leben so angelegt, daß es keine andere Möglichkeit für sie gab, „zu ihrem Vergnügen zu kommen"? Was war für sie ein Vergnügen? Hat sie ein Anrecht darauf? Wenn sie darauf wartet, daß andere ihr dieses Vergnügen verschaffen, besteht dann nicht die Gefahr, daß sie überhaupt nichts bekommt? Muß sie deshalb ihr Vergnügen unter Kontrolle behalten, damit sie auch ganz bestimmt auf ihre Kosten kommt? Was gibt es sonst noch, das ihr ebenso viel Vergnügen bereiten würde? Möchte sie immer Cremeschnitten essen, wenn sie Abwechslung braucht, oder gibt es auch noch andere Dinge, die ihr Spaß machen? Diese Fragen werden nur gestellt, weil wir Isabels Bemerkung untersuchen wollen. Wir fordern sie nicht dazu auf, ihre Cremeschnitten aufzugeben. Ganz im Gegenteil! Wir wollen ihr in der Gruppe dazu verhelfen, daß sie ihr Essen mehr genießen kann, so daß sie sich jedesmal beim Essen ein Vergnügen bereitet – mit jeder Mahlzeit, bei der du nicht etwas Leckeres ißt, verschenkst du eine angenehme Erfahrung. Isabel wird in der Gruppe zum Nachdenken über ihre Vorstellung von Vergnügen angeregt und kann so die Unumstößlichkeit ihrer Überzeugung, daß nur sie selbst sich dieses ersehnte Vergnügen verschaffen kann, mit der Zeit in Frage stellen. Dieses Verhalten, das für sie von großer Bedeutung war, diente aber auch gleichzeitig als Schutz gegen die Angst, mit anderen unweigerlich Enttäuschungen zu erleben und im Stich gelassen zu werden. Weil sie sich ihren Genuß und ihr Vergnügen selbst verschaffte, war sie weniger verletzlich, auch stellte sie sich vor, daß sie durch ihr Fett die

Leute auf Abstand hielt. Viele Frauen haben Schwierigkeiten mit dem Genießen, und diese Tatsache bringt uns schmerzlich das Leid zu Bewußtsein, das sie erfahren, wenn sie nicht immer nur geben, sondern auch etwas bekommen wollen.

Es ist deshalb sehr wichtig, daß ihr Fragen stellt. In den ersten Sitzungen, wenn ihr euch langsam kennenlernt, kommen durch freundliches Nachfragen wichtige Informationen über die Verhaltensweisen der Gruppenmitglieder und die Motivationen dafür ans Licht. In der zweiten Sitzung diskutiert ihr dann die Aufzeichnungen über euer Essen (und die Karten können immer wieder mal verwendet werden, damit ihr feststellen könnt, was und wie ihr gegessen habt) und teilt euch die Entwicklungsgeschichte eures Dickseins mit. Wichtig ist dabei weniger, wieviel ihr zu einer bestimmten Zeit gewogen habt, sondern die Situation, in der ihr gerade wart, als sich euer Gewicht veränderte. Versucht, euch an alle Phasen in eurem Leben zu erinnern, in denen ihr zugenommen habt. Vielleicht können euch eure Familienalben als Gedächtnisstütze dienen. Wahrscheinlich gibt es in eurer Gruppe Leute, die zahlreiche Stadien beim Zunehmen durchgemacht haben, die Kindheit, ihre Jugend, das Verlassen des Elternhauses, ihre Heirat, die Scheidung, eine Schwangerschaft oder die Zeit, wenn die Kinder aus dem Haus gehen. Laßt euch bei diesen Geschichten sehr viel Zeit und verwendet dafür mehrere Sitzungen, falls euch das nötig erscheint, damit ihr Klarheit über die Einzelheiten und die Art eures bisherigen Verhältnisses zu eurem eigenen Körper und zum Essen gewinnt. Vergeßt nicht, auch über den Einfluß eurer Familien auf eure Eßgewohnheiten zu diskutieren. Hatte oder hat in eurer Familie jemand Probleme mit dem Essen? Was gab es für unausgesprochene Abmachungen oder Vorschriften in bezug auf das Essen? Was für eine Bedeutung hatten die Mahlzeiten in eurer Familie? Verliefen die Mahlzeiten harmonisch oder waren sie voller Spannungen? War immer genug zu essen da oder gab es bestimmte Sachen nie bei euch zu Hause, sondern nur, wenn ihr woanders wart? Haben eure Mütter euch zum Abnehmen angehalten oder eure Bemühungen hierbei unterstützt? Haben eure Männer euch zum Abnehmen aufgefordert oder euch mit verbotenen Sachen in Versuchung geführt, wenn ihr gerade eine Abmagerungskur gemacht habt? Seid ihr durch Bemerkungen von Leuten, die euch nahestehen, darüber verunsichert worden, wie dick oder wie schlank ihr sein solltet? Hattet ihr das Gefühl, für andere schlank sein zu wollen oder zu müssen?

Wenn ihr im Verlauf der Gruppensitzungen versucht, eure eigene Nahrungsmenge selbst zu bestimmen, dann werdet ihr bemerken, wie die Leute, die in eurem Leben wichtig sind, auch weiterhin eine Rolle in bezug auf euch und das Essen spielen. Vielleicht stellt ihr sogar fest, daß eure dauernde Beschäftigung mit dem Essen so weit gegangen ist, daß ihr diese Leute in euer Verhalten miteinbezogen habt, so daß sie entweder wirklich über euch urteilen oder ihr euch das nur einbildet. Es ist jedoch sehr wichtig für euch, daß ihr von jetzt ab die einzigen seid, die für euer Essen verantwortlich sind. Das bedeutet, daß ihr euch:

1. unabhängig davon macht, wann und was andere essen möchten,
2. an den Gedanken gewöhnt, daß ihr selber anfangen könnt, euch um eure eigenen Eßbedürfnisse zu kümmern,
3. von den Leuten löst, denen ihr die Rolle des Richters zugesprochen habt.

Wenn eure Partner euch bisher dabei unterstützt haben, keine „unerlaubten" Nahrungsmittel zu essen, und euch deren Gegenwart beim Essen davon abgehalten hat, alles Mögliche in euch hineinzustopfen, dann übernehmt diesen Einfluß auf euch jetzt wieder selbst, jedoch diesmal nicht deshalb, weil ihr euch von der gefährlichen Beschäftigung des Essens abhalten müßt, sondern um selbst die Speisen herauszufinden und auch zu essen, auf die ihr wirklich Appetit habt.

Vielen Frauen aus meinen Gruppen ist aufgefallen, daß ihre Ehemänner sie dazu ermuntert haben, eine Menge zu essen und gleichzeitig ihr Interesse an ranken, schlanken Körpern bekundet haben. Diese Einstellung erinnerte sie an das Verhalten ihrer Mütter – das dauernde „du mußt doch essen, Kind", oder „einen Löffel für Tante Jane", oder „nur noch einen Happen für die armen Negerkinder in Afrika!" Diese Aufforderungen wurden mit soviel Mitgefühl und Dringlichkeit geäußert, daß eine Weigerung unmöglich war, auch wenn die Kinder bis oben hin voll waren. Eine Zurückweisung des Essens hätte eine Zurückweisung der Mutter bedeutet. Gleichzeitig baten dieselben Mütter ihre Töchter dringend, ihre Figur nicht durch das viele Essen zu ruinieren oder sie rationierten ihnen das Essen, wenn ihre Gewichtszunahme nicht mehr „akzeptabel" war.

Versucht, euch an möglichst viele Dinge bezüglich eurer früheren Eßgewohnheiten zu erinnern und vergleicht sie mit euren jetzigen Erfahrungen. Wenn ihr zu den Frauen gehört, die von ihren Müttern überfüttert worden sind, dann findet einmal heraus, was in euch vorgeht, wenn ihr so satt seid, daß ihr eigentlich keinen Bissen mehr hinunterbringt, aber trotzdem immer noch etwas in euch hineinstopft. Was für eine Auswirkung hätte es auf euch, wenn ihr in dem Moment mit Essen aufhört, wenn ihr satt seid? Wenn ihr in Gedanken zwischen euren vergangenen und jetzigen Eßgewohnheiten hin- und herwandert, dann vergeßt nicht, daß wir versuchen, mit der Vorstellung aufzuräumen, Eßsüchtige seien nicht zum Essen berechtigt. Unserer Ansicht nach haben Eßsüchtige eine schreckliche Angst vor dem Essen (nachdem sie ihm magische Kräfte verliehen haben – zum Beispiel als Allheilmittel bei Einsamkeit, Langeweile, Wut oder Depressionen – können sie es nicht mehr einfach nur als Lebensmittel betrachten, als Ernährungsquelle), und aus dieser Angst heraus essen sie entweder dauernd oder sie gehen dem Essen aus dem Weg. Wenn ihr euch dem Essen gegenüber willenlos vorkommt, so bedeutet das noch lange nicht, daß ihr kein Recht zum Essen habt.

Viele Frauen haben uns berichtet, daß es ihnen deshalb so besonders schwer fällt, die Verantwortung für ihre eigene Ernährung zu übernehmen, weil sie gerade in dem Bereich, in dem sie völlig freie Hand haben und sich für andere verantwortlich fühlen, für sich selbst diese Verantwortung ablehnen. Sie befürchten, daß sie nicht den Mut dazu aufbringen, sich um ihre eigenen Belange zu kümmern und auch gar nicht dazu fähig sind. Vielleicht kommt vielen ihre Eßsucht wie Selbstaufgabe vor, sie besteht jedoch in einer definitiven Handlung, die eurer Verantwortung unterliegt, und das ist sehr wichtig und sollte nie aus den Augen verloren werden. Die Motive für eure Eßsucht sind euch vielleicht nicht klar, so daß ihr euch unbeherrscht vorkommt oder euch dem Essen ausgeliefert fühlt, doch bei diesen Gefühlen habt ihr es mit der bewußten Erfahrung zu tun; auf unbewußter Ebene erfüllt euer Handeln einen Zweck. Wenn es dir gelingt, deine Verantwortung für deine Ernährung so umzusetzen, daß du dich ganz bewußt darum bemühst, festzustellen, wann du hungrig bist und worauf du Appetit hast, dann fühlst du dich in vielen Situationen, in denen du mit Essen konfrontiert bist, zum Beispiel bei Einladungen, in Gesellschaft usw., sehr viel sicherer. Einige Befürchtungen, die in den Gruppen geäußert werden, sind praktischer Natur. Wie verhaltet ihr euch zum Beispiel, wenn ihr mit anderen zusammenlebt?

Dabei hat es sich als sehr nützlich erwiesen, die Situation genau zu analysieren. Lebt ihr mit eurer Familie zusammen oder wohnt ihr in einer Wohngemeinschaft, benutzt ihr eine gemeinsame Küche? Kauft ihr das Essen für alle ein und eßt ihr zusammen, sind die Mahlzeiten die einzige Gelegenheit, wo ihr alle zusammenkommt? Bei der Beantwortung dieser Fragen kommt ihr auch auf Lösungen. Vielleicht richtet ihr euch im Kühlrschrank ein Fach nur für euch ein und bittet die anderen, die aus eurem Fach entnommenen Sachen so bald wie möglich wieder zu besorgen; oder ihr beteiligt euch eine Zeitlang nicht am gemeinsamen Einkauf. Eine weitere Möglichkeit wäre, daß ihr jede Woche einen bestimmten Betrag über das Gemeinschaftsbudget hinaus für Essen ausgebt, damit für euch wirklich die Sachen da sind, auf die ihr Appetit habt. Erklärt euren Mitbewohnern, was für Schwierigkeiten ihr hinsichtlich des Essens habt und daß ihr versucht, die wirklichen Bedürfnisse eures Körpers herauszufinden. Weist sie darauf hin, daß ihnen eure Eßgewohnheiten vielleicht manchmal etwas merkwürdig vorkommen könnten, und daß sie sich dann bitte ihre Bemerkungen sparen und euch auch nicht zum Essen verleiten sollen. Eine andere Situation, mit der ihr sicherlich häufiger fertigwerden müßt, ist eine Einladung zum Essen. Viele Frauen haben berichtet, daß sie in solchen Situationen in Alarmstimmung sind. Hier einige Vorschläge, wie ihr in solchen Situationen reagieren könnt: Trefft eine Zeitlang keine Verabredungen zu den üblichen Mahlzeiten, es sei denn, ihr könnt vorher Essenswünsche äußern; wenn ihr von guten Freunden zum Essen eingeladen werdet, sind diese vielleicht schon an eure Abmagerungskuren gewöhnt und von euch über die erlaubten Speisen instruiert worden. Sagt ihnen einfach vorher, daß ihr momentan eine Phase durchmacht, in der ihr ein ganz neues Interesse am Essen entwickelt und vielleicht euren Teller nicht leer eßt, sie möchten das bitte verstehen. Wenn ihr eine Stunde vorher Hunger bekommt, dann eßt ein wenig als Reaktion auf dieses Gefühl. Auf diese Weise werdet ihr in einer Stunde immer noch Hunger verspüren. Vergeßt vor allem nie, daß ihr ein Recht darauf habt zu essen, egal wie ihr euch gerade fühlt oder was für eine Einstellung ihr eurem Körper gegenüber gerade habt. Nur weil ihr bisher auch aus anderen Gründen als aus Hunger gegessen habt, braucht ihr von nun an nicht aufs Essen zu verzichten.

Im weiteren Verlauf des Gruppenprozesses könnt ihr die verschiedenen Übungen wieder durchführen, die ich in diesem Buch beschrieben habe.

1. Die Spiegelübung, bei der ihr versucht, eine Mitte zu finden, die euer Fett miteinschließt, S. 76

2. Ihr wählt eure Kleidung für die Gegenwart aus und wartet nicht so lange, bis ihr schlank seid, bevor ihr euch zur Geltung bringt, S. 78

3.. Ihr laßt Essen auf dem Teller liegen, S. 103

4. Ihr verwandelt eure Küche in einen Supermarkt, S. 119.

Diese Übungen helfen, euch eures Körpers bewußt zu werden und ihn zu akzeptieren. Ich möchte noch einmal betonen, wie wichtig es ist, daß ihr euren ganzen Körper als euch gehörig betrachtet, einschließlich des Fettes, damit ihr auf ein Leben mit geringerem Körperumfang vorbereitet seid. Es ist sehr wichtig für euch, daß ihr euren Körper als machtvoll empfindet, egal wie dick er ist, und daß die Ausdrucksmöglichkeiten eures Körpers davon abhängen, wie ihr ihn gebraucht. Die Vorstellung der Frauen, daß Fett ihnen die Leute vom Hals hält, ist ein Thema, das in diesem Buch immer wieder angesprochen wird. Das hört sich oft so an, als würde ihr Fett vor ihnen hergehen, und aller Welt ihre Abscheu vor sich selbst mitteilen. Wir versuchen, das Vertrauen in die eigene Fähigkeit zu stärken, Leute auf Distanz zu halten (wenn das für eine Frau wichtig ist). Diese Fähigkeit beruht auf einem sich selbst Akzeptieren und nicht etwa auf Selbstverachtung. Je mehr ihr euren Körper bewohnt, umso besser könnt ihr ihn beim Neinsagen einsetzen. So verliert das Fett eine seiner Funktionen, denn die Fähigkeit, Leute abzuwimmeln, könnt ihr euch zuschreiben und nicht einzig und allein eurem Fett. Damit ihr euren Körper besser akzeptieren könnt und mehr über ihn erfahrt, solltet ihr ihn nicht länger nur als Bauch oder als Mund betrachten, sondern als ein organisches Ganzes.

Versucht, euren Körper als eine Einheit zu betrachten und spürt ihn überall. Vielleicht könnt ihr in der Gruppe einmal Bilder von euch selbst anfertigen, auf die ihr nicht eure Namen schreibt. Ihr könnt sie dann herumgehen lassen und raten, wer auf dem jeweiligen Bild dargestellt ist. Da die meisten Frauen in den Gruppen Bilder von sich malen, die wenig mit der Wirklichkeit zu tun haben, was besonders bei den ersten Versuchen der Fall sein wird, können andere Gruppenmitglieder Hilfestellung bei der Korrektur der Vorstellungen leisten, die jede Frau von sich selbst hat. Sie können sagen, wie sie die in der Zeichnung dargestellten Posen,

Proportionen und Haltungen wahrnehmen. Auch Polaroidfotos können euch Aufschluß darüber geben, wie ihr euch selber seht und wie ihr wirklich seid. Mit der Zeit wird euch euer Körper immer vertrauter und ihr könnt eure Waage fortschaffen. Die Waage liefert euch einen weiteren Anhaltspunkt dafür, ob ihr schon Fortschritte gemacht habt. Eßsüchtige sind sehr oft auf ihre Waage fixiert. Jeden Morgen und jeden Abend findet der Beurteilungsritus statt; es wird festgestellt, ob ihr euch „gut" oder „schlecht" benommen habt. Die Pfunde haben in der Vergangenheit bestimmt, ob ausgiebig gegessen oder gehungert werden durfte. Die Waage stellt im allgemeinen für Eßsüchtige die tatsächliche Richterin dar. Wenn ihr euch gut benommen (abgenommen) habt, dann gibt euch die Waage die Erlaubnis zum Essen. Wenn ihr euch schlecht betragen (zugenommen) habt, seid ihr durch die Waage euren Depressionen ausgeliefert, die nur dadurch gelindert werden können, daß ihr eurem Heißhunger nachgebt oder euch ganz fest vornehmt, das Fett wieder loszuwerden. Anstatt zweimal täglich solchen Qualen und den damit verbundenen Ängsten ausgesetzt zu sein, machen wir uns mit unserem Körper immer mehr vertraut, so daß unsere Gefühle von innen und nicht von außen kommen. Damit wird die Waage zu einem weiteren, uns von außen aufgedrängten Gradmesser, und wir können sehr gut ohne sie auskommen.

Durch die Spiegelübung wird unsere Selbstachtung gestärkt (ein wahrhaft schwerer Kampf angesichts dessen, was wir in den Frauenzeitschriften darüber erfahren können, wie wir auszusehen, uns zu fühlen und wieviel wir zu wiegen haben), und wir können uns immer mehr auf unsere eigenen Gefühle über uns verlassen. Wenn ihr dabei mit bestimmten Körperteilen Schwierigkeiten habt, versucht es einmal mit der Phantasieübung über das Dick/Schlanksein und konzentriert euch auf diesen bestimmten Teil eures Körpers. Wenn ihr zum Beispiel eure Oberschenkel nicht leiden könnt, dann stellt euch zuerst vor, daß ihr ganz dicke Oberschenkel habt, danach stellt ihr euch euren Körper mit Idealoberschenkeln vor und findet die Bedeutung dieser beiden verschiedenen Zustände für euch heraus. Eine Frau aus meiner Gruppe, die unbedingt dünnere Oberschenkel haben wollte, entdeckte in der Phantasieübung, daß das Fett an ihren Oberschenkeln wie ein Haus für ihre Vagina war. Mit den konkaven Oberschenkeln, nach denen sie sich so sehr gesehnt hatte, kam sie sich in Wirklichkeit verletzlich vor, ihrer Sexualität schutzlos ausgeliefert. Die Phantasieübung half ihr ihr „verhaßtes Fett an den Oberschenkeln" zu akzeptieren und ihr wurde klar, daß sie so besser mit ihrer Sexualität zurechtgekommen war. Als sie dann abnahm, eröffneten sich ihr neue Wege, um ihr sexuelles Interesse oder Desinteresse zu äußern. Für andere Frauen hatten ein großer Busen oder Bauch auf bewußter Ebene etwas ganz anderes symbolisiert als das, was in der Phantasieübung zum Vorschein kam. Durch die neu gewonnenen Erkenntnisse waren die Frauen in der Lage, die Art, wie sie sich durch ihren Körper mitteilten, neu zu überdenken. In den Gruppen oder auch allein könnt ihr vor dem Spiegel damit experimentieren, wie ihr verschiedene Aspekte an euch durch eure Haltung am besten zum Ausdruck bringen könnt. Probiert verschiedene Möglichkeiten aus, sexuelle Gefühle zum Ausdruck zu bringen – stellt euch als draufgängerisch, scheu, zurückhaltend oder sehr aktiv dar.

Damit ihr euch besser auf euer Schlanksein vorbereiten könnt, ohne daß euch dauernd die Vorstellung im Kopf herumgeht: „Ich muß schön, erfolgreich, wunderbar und klug sein", könnt ihr täglich ein paar Minuten damit verbringen, euch bei ganz alltäglichen Verrichtungen vorzustellen, daß ihr schlank seid. Das könnt ihr zum Beispiel auf dem Weg zur Arbeit machen, oder wenn ihr euch mit euren Arbeitskollegen unterhaltet, einkaufen geht und morgens beim Aufwachen. Achtet genau darauf, ob ihr im Alltagsleben mit Schwierigkeiten rechnet, wenn ihr schlank seid. Wenn ihr euch vor bestimmten Sachen fürchtet, dann ergründet ganz genau, was euch eigentlich Angst macht und bringt eure Erfahrungen in die Gruppendiskussion ein. Versucht dann, eure Vorstellungen vom Schlanksein nicht mehr entweder mit Euphorie oder mit Angst in Verbindung zu bringen. Stellt euch vor, wie ihr gehen, stehen oder sitzen würdet, wenn ihr schlank wärt, und dann versucht, euch jetzt gleich, obwohl ihr dick seid, so zu bewegen. Wenn euch der Sprung zu groß ist, dann denkt euch erst einmal fünf Kilo weg, damit die Veränderung nicht zu drastisch ist. Mit diesem Bild von euch könnt ihr euch sicherlich eher anfreunden, denn fünf Kilo sind vielleicht für euch nicht so ein Riesenunterschied. Wenn ihr an diesem Punkt angelangt seid, dann ist die Zeit zum Abnehmen reif. Eurer Körper wird euch das wahrscheinlich dadurch zu erkennen geben, daß er weniger Nahrung braucht. Wenn es soweit ist, werdet ihr den Vorgang besser in den Griff bekommen wollen – eßt nur das, worauf ihr wirklich Appetit habt und hört genau in dem Moment auf, wenn ihr satt seid. Für viele

Eßsüchtige ist ein Sättigungsgrad, bei dem sie nicht das Gefühl haben, sie platzen gleich, etwas ganz Neues. Wenn ihr euch mit diesem Körpergefühl besser vertraut machen möchtet, könnt ihr folgendes machen: Eßt ein wenig von den Sachen, auf die ihr gerade Appetit habt, wenn ihr Hungergefühle verspürt. Genießt den Geschmack bei jedem Bissen, den ihr hinunterschluckt. Und jetzt laßt ihr das Essen einfach eine Viertelstunde stehen und macht etwas ganz anderes. Nach Ablauf dieser Zeit stellt ihr dann fest, was ihr für ein Gefühl habt. Wenn euer Körper Hunger meldet und sich leer anfühlt, dann eßt weiter. Eßt die Sachen, mit denen ihr euren momentanen Hunger am besten stillen könnt. Wenn ihr euch wohlzufühlen beginnt, dann heißt das, daß ihr ziemlich satt seid. Und dann könnt ihr aufhören und mit der nächsten Mahlzeit warten, bis sich wieder Hungergefühle anmelden. Sobald ihr die Gewißheit habt, daß ihr essen könnt, wenn ihr hungrig seid und daß ihr alles essen dürft, worauf ihr Appetit habt, braucht ihr euch auch nicht mehr bis oben hin vollzustopfen. Wenn euer Körper euch wissen läßt, daß er nicht viel braucht, dann könnt ihr damit anfangen, etwas abzunehmen.

Die Reaktionen sind zwar jeweils verschieden, doch habe ich die Erfahrung gemacht, daß sich bei den Frauen zu Beginn der Gruppe das Gewicht ziemlich einpendelt oder daß sie sogar ein wenig zunehmen. Für diejenigen, die zunehmen, sollte das kein Alarmzeichen sein, sondern es bietet sich euch noch einmal die Gelegenheit, alles über die Bedeutung eures Dickseins herauszufinden. Ihr könnt all euer Fett noch ein letztes Mal umarmen, ehe es euch für immer verläßt. Auch wenn ihr dann abnehmt, werdet ihr vielleicht feststellen, daß es nur ein bißchen ist, und daß ihr dann wieder eine Zeitlang euer Gewicht haltet. Es ist fast so, als würde euer Körper abwarten, während ihr den nächsten Schritt bei eurer emotionalen Arbeit vollzieht und in eurer Phantasie die Fragen untersucht: „Wer werde ich sein?", „Wer wird mich nicht mehr mögen, wenn ich dünner bin?", „Wie kann ich mich wehren, wenn ich fünf Kilo weniger wiege?"

Ich habe in den vorhergegangenen Kapiteln ausgeführt, daß Fett eine große Rolle bei Konflikten mit der Selbstbestimmung und Selbstbehauptung spielt, und eine häufig geäußerte Befürchtung im Hinblick auf das Schlanksein betrifft die damit angeblich verbundene Sanftmut und Bescheidenheit. Die Frauen haben Angst davor, einfach überrumpelt zu werden. Die weiter oben beschriebenen Körperübungen helfen euch sicherlich sehr dabei, euch in eurem Körper immer mehr zu Hause zu fühlen, so daß ihr ihn im täglichen Leben als Ausdrucksmittel besser einsetzen könnt; aber auch die Übungen für zu Hause dienen dazu, mit dem häufig geäußerten Gefühl aufzuräumen, keine Ansprüche stellen zu dürfen. Diese Übungen haben alle etwas mit Selbstbehauptung zu tun und sind aus den Bemühungen zur Bestimmung der eigenen Nahrungsaufnahme heraus entwickelt worden.

Versucht jeden Tag mindestens einmal „ja" zu etwas zu sagen, wozu ihr Lust habt. Das können Dinge sein, die nur mit euch selbst zu tun haben. Es kann zum Beispiel darum gehen, ein Schaumbad zu nehmen, ein Buch zu lesen, spazierenzugehen oder einen Brief zu schreiben. Wenn ihr lernt, „ja" zu sagen, wirkt sich das auch auf euer sonstiges Verhalten aus. Vor allem könnt ihr euch dann selber darüber klarwerden, daß ihr ein Recht darauf habt, eure Angelegenheiten selbst zu entscheiden. Dadurch bekommt ihr mehr Selbstbewußtsein und euer von Verzicht geprägtes Bild von euch selbst wird immer mehr in Frage gestellt. Wenn du „ja" zu einem Schaumbad sagen kannst, dann kannst du auch „ja" zum Essen sagen, wenn du Appetit hast. Und wenn du lernst, „ja" zu sagen, hast du auch die Möglichkeit zum „nein". Vielleicht fällt dir eine Situation ein, in der du „ja" gesagt hast, aber eigentlich „nein" sagen wolltest. Laß dieses Ereignis noch einmal langsam an deinem geistigen Auge vorüberziehen, nur ersetzt du diesmal das „ja" durch ein „nein" und drückst deine wirklichen Gefühle aus. Achte darauf, was du dabei für Gefühle hast. Was riskierst du eigentlich schon dabei, wenn du „nein" sagst? Solche Situationen werden euch jetzt immer bewußter. Fangt an, „nein" zu sagen, auch bei ganz unbedeutenden Anlässen, genauso wie ihr bei anderen Gelegenheiten „ja" zu sagen beginnt. Versucht, ein Gefühl dafür zu entwickeln, wie ihr die Dinge besser in die Hand bekommt. Das wird sich auch auf das Essen auswirken – ihr könnt „ja" dazu sagen und auch „nein", und gleichzeitig geschieht noch etwas sehr Wesentliches, ihr könnt euren Mund wieder mehr in der Hinsicht gebrauchen, daß ihr sagt, was ihr wollt.

Die Phantasieübung über das Dick/Schlanksein auf S. 116 kann auch dabei helfen, daß die einzelnen Gruppenmitglieder herausfinden, was für eine Bedeutung ihr Schlanksein oder Dicksein in ganz verschiedenen Situationen hat. Folgende Themen sind dabei besonders ergiebig: Was für eine Bedeutung haben für dich Dicksein und Schlanksein in bezug auf die Gesellschaft; was für eine

Verbindung besteht für dich zwischen Dicksein und Schlankein und Sexualität, Wut, Konkurrenzgefühlen, deiner Mutter, deinem Vater oder deinen Kindern. Ändert die Phantasieübung entsprechend und laßt dabei eine bestimmte Person oder Begebenheit auftreten. Behaltet dabei die verschiedenen Situationen, die sich mit den einzelnen Personen ergeben, im Gedächtnis. Fangt zum Beispiel so an: *„Mach es dir bequem ... stell dir vor, daß du mit deiner Mutter/ deinem Vater/ deinem Mann zusammen bist ... du bist ziemlich dick ...*" usw.

Es kommt in Gruppen manchmal vor, daß nur bestimmte Leute reden, oder ihr stellt fest, daß das „Fett" in der Gruppe die gleiche Funktion einnimmt, wie sonst auch. Eine Frau, die eine Woche voller Eßlust und gestilltem Heißhunger hinter sich hat, meint vielleicht, daß sie mehr Anrecht darauf hat, daß die Gruppe sich mit ihr auseinandersetzt: „Wenn ich dicker bin als alle anderen, geht es mir auch schlechter als allen anderen hier, und dann kann ich auch eine Menge Aufmerksamkeit beanspruchen." Ein Gruppenmitglied, das ständig abnimmt, hat vielleicht das Gefühl, kein Anrecht auf Gruppenzeit zu haben: „Wenn ich schlank bin, hat es mir gut zu gehen, und ich habe keine Bedürfnisse anzumelden." Eine Frau, die gerade abgenommen hat, überißt sich dann vielleicht, nur um sich ihre Stellung innerhalb der Gruppe zu sichern. Wenn sich eine Situation ergibt, in der die Frauen, die in der letzten Woche die meisten Schwierigkeiten hatten, auch am meisten Zeit beanspruchen, und die anderen, denen es relativ gut ging, ruhig dasitzen, dann solltet ihr vielleicht eine „Zwölfminuten-Regelung" einführen, d.h. jeder Frau in der Gruppe stehen zwölf Minuten eurer Zeit zur Verfügung, in der sie ihre Probleme in bezug auf Essen, Dicksein und Schlanksein in die Gruppendiskussion einbringen kann. Auf diese Weise könnt ihr vermeiden, der Vorstellung Vorschub zu leisten, daß Schlanke keine Bedürfnisse haben oder Dicke unersättlich sind.

In einer Selbsthilfegruppe sind wahrscheinlich einige Frauen sehr viel aktiver als andere. Die Verantwortung für die Zusammenarbeit sollte jedoch bei der ganzen Gruppe liegen, und alle sollten über die Auswahl der Übungen, der Treffpunkte und bei der Festsetzung der Zeit bestimmen können. Vielleicht übernimmt jede Woche eine andere Frau die Vorbereitung der Übungen, achtet darauf, daß die Zeit eingehalten wird und leitet die Sitzung ein. Das ist jedoch nur ein Vorschlag, und jede Gruppe sollte ihre eigene Vorgehensweise entwickeln.

Ihr werdet erleben, wie anregend und fesselnd die Arbeit in einer Selbsthilfegruppe ist und welche Energien in euch freigesetzt werden. Es eröffnen sich euch ungeahnte Möglichkeiten. Ihr könnt entdecken, was euch wirklich hilft oder nützt, und da ihr nicht durch Vorstellungen darüber, was geschehen müßte oder sollte, behindert seid, stehen euch alle Wege für eure Kreativität, für Experimente, für eine Auswertung eurer Erfahrungen und für die Entwicklung eurer Stärke offen.

Die Hinweise, die ich euch gegeben habe, sollten euch vor allen Dingen das vermitteln, was sich in unseren Gruppen als hilfreich herausgestellt und bewährt hat. Auf keinen Fall soll dadurch, daß ich verschiedene Aspekte nur angerissen habe, eure Energie oder eure Phantasie hinsichtlich eurer Einfälle bei der Beschäftigung mit der Eßsucht und eurem Selbstbild gebremst werden.

## MAGERSUCHT – ANOREXIA NERVOSA

Es gibt ein sehr problematisches und kompliziertes Eßverhalten, das eng mit Eßsucht zusammenhängt, die Anorexia nervosa. Auch dieses Verhalten ist durch eine selbst auferlegte Beschränkung der Eßmenge, durch Angst vor dem Essen und durch ein übermäßiges – jedoch heimliches – Interesse am Essen gekennzeichnet. Im Gegensatz zu Eßsüchtigen drückt sich bei Frauen, die unter Anorexia nervosa leiden, ihre intensive Beschäftigung mit dem Essen dadurch aus, daß sie extrem dünn werden – das führt von der Abmagerung in manchen Fällen sogar bis zum Tod durch Verhungern. Diese extreme Form des Hungerns besteht in einem Kampf gegen die Hungersignale.

Oft beginnt es mit einer übertriebenen Diät, die deshalb begonnen wird, weil die potentiell Magersüchtige sich dick vorkommt. Ebenso wie Eßsüchtige geben sich auch Magersüchtige riesigen Eßräuschen hin. Die Scham und der Ekel vor sich selbst veranlassen eine Magersüchtige zum Fasten, zum Erbrechen oder zur Einnahme von Abführmitteln – um ihren Körper von dem Essen zu reinigen, das sie zu sich genommen hat. Wenn sie dann wieder etwas ißt, fühlt sie sich sehr schnell aufgedunsen. Deshalb nimmt sie solange nur sehr wenig zu sich, bis es wieder zu einem scheinbar unbeherrschten Ausbruch von Heißhunger kommt. Der Gewichtsverlust kann erheblich sein, und dadurch entstehen eine Reihe körperlicher Symptome. Magersüchtige haben keine Menstruation, oft leiden sie unter Schlaflosigkeit und Verstopfung, unter Überempfindlichkeit gegen Wärme und Kälte, unter übermäßigem Haarwuchs am Körper, unter Veränderung der Haarfarbe und Beschaffenheit der normalen Behaarung, der Nägel und der Haut, Verlangsamung des Pulses und Schweißausbrüche. Diese Gefühle körperlichen Unbehagens werden in Kauf genommen, um das Ziel zu erreichen, das alles andere nebensächlich erscheinen läßt – abzunehmen.

Wenn es schwerfällt, das Interesse am Dickwerden nachzuvollziehen, so werden die meisten Leute Verständnis für das Interesse am Schlankwerden aufbringen, da es den gesellschaftlichen Erwartungen, die an Frauen gestellt werden, entspricht. Auch überrascht es nicht, daß 90 % der klinischen Fälle von Anorexia nervosa bei Frauen diagnostiziert werden. Eine Expertin auf diesem Gebiet (1) ist der Ansicht, daß die Diagnose Anorexia nervosa auf das spezielle klinische Syndrom beschränkt bleiben sollte, das bei Mädchen in der Vorpubertät oder in der Pubertät auftritt.

Die Tatsache, daß Anorexia nervosa fast ausschließlich bei Frauen auftritt, weist auf einen Zusammenhang mit Eßsucht und Fettleibigkeit hin. Wenn Männer in gleicher Weise unter diesem Problem litten, würden sich andere Erklärungen anbieten. Die ganzen Begleiterscheinungen, die Angst vor dem Dickwerden, die ständige Beschäftigung mit Essen, das hastige Essen im Verborgenen und das Interesse an der Ernährung anderer liefern jedoch Anhaltspunkte dafür, daß dieses Verhalten auf die Sozialisation der Frauen in unserer Gesellschaft zurückzuführen ist. *Anorexia nervosa* ist im Zusammenhang mit Eßsucht die Kehrseite der Medaille. Eine Magersüchtige setzt sich durch ihre rigorose Essensverweigerung den gleichen Einschränkungen aus wie Eßsüchtige.

Ich möchte hier anmerken, daß ich wenig eigene Erfahrung mit Magersüchtigen habe. Es haben sich jedoch viele Frauen, die unter diesem Zustand leiden, mit mir in Verbindung gesetzt. Sehr viel von dem, was sie über die Munter-Orbach-Untersuchungen über Eßsucht gelesen hatten, deckte sich mit ihren Erfahrungen bei der Magersucht. All das, was ich hier über Anorexia nervosa schreibe, beruht also nicht auf langjährigen klinischen Erfahrungen, sondern ist das Resultat meiner Beschäftigung mit den Arbeiten (2) über Anorexia nervosa und der Diskussionen mit Frauen, die magersüchtig waren. In diesem Buch behandle ich die Anorexia nervosa deshalb, weil sich daraus neue Gesichtspunkte für die Eßsucht ergeben, die eine Folge des gleichen Teufelskreises ist. Bei der Anorexia nervosa bestätigt sich die feministische Interpretation, die wir auf die Eßsucht angewandt haben.

Sowohl Magersüchtige als auch Eßsüchtige geben sich einem Eßrausch hin und hungern. Eine Magersüchtige legt jedoch lange Hungerperioden ein, in denen sie sich von einem Ei und einem Zwieback am Tag ernährt und hat nur gelegentlich einen Anfall von Heißhunger, von dem sie sich dann durch noch strengeres Fasten läutert oder von dem sie sich durch Abführmittel, Erbrechen oder Einläufe reinigt. Dieses spatzenhafte Essen wird in einer Gesellschaft, in der schlanke und zerbrechliche Frauen gefragt sind, gefördert. Für viele Frauen hat die Magersucht damit begonnen, daß sie übertrieben auf das Teenager-Frauenideal und damit verbundenen Abmagerungskuren reagieren. Ebenso wie Eßsüchtige haben auch sie sich in der Zeit des Heranwachsens sehr unbehaglich gefühlt und den Grund dafür bei sich selbst gesucht. Ihr Körper machte eine Veränderung durch, sie bekamen Rundungen und wurden voller – ihr Körper nahm weibliche Formen an. Sie hatten keinerlei Einfluß auf diese Veränderungen, wußten nicht, ob sie einen kleinen Busen und breite Hüften bekommen oder am Ende wie die Teenager in der Zeitschrift „Seventeen" aussehen würden.

Durch die in ihrem Körper stattfindenden Umwälzungen gerieten diese jungen Frauen in Verwirrung, sie bekamen Angst und fühlten sich machtlos. Ihre körperlichen Veränderungen waren mit einer ihnen gegenüber veränderten Einstellung im Elternhaus, in der Schule und auch von Freundinnen und Freunden verbunden. Zeigten sich bei einem Mädchen Rundungen, dann wurde es Zeit, die geschlechtliche Identität eines Teenagers anzunehmen. Und die Teenagerzeit ist die Zeit der intensiven Beschäftigung mit der äußeren Erscheinung; die Zeit, in der Mädchen die bittere Lektion lernen, wie sie ihr eigentliches Ich am besten vor den Jungen verbergen, sei es auf dem Tennisplatz oder in der Schule oder gar, wenn es um Gefühle geht. Diese neuen Verhaltensregeln und die drastischen Veränderungen, die dauernd stattfinden, stehen in keinem Zusammenhang mit ihren bisherigen Erfahrungen. Die Gefühle, die in dieser Situation entstehen, sind äußerst komplex und vielschichtig. Mehrere Frauen haben rückblickend über diese Zeit – eine Zeit, in der sie sich noch im Wachstum befanden, jedoch effektiv zu essen aufgehört hatten – berichtet, daß sie sich so sehr von all diesen Vorgängen überrumpelt gefühlt hatten, daß sie ihre Essensverweigerung als eine äußerst befriedigende Lösung empfanden, um die Situation wieder unter Kontrolle zu bringen. Durch die Überwindung ihrer Hungergefühle gewannen sie, im Kampf mit ihrem, sich offensichtlich unabhängig von ihnen entwickelnden Körper, an Boden. Sie waren dabei, ihre Körperformen und ihre physischen Bedürfnisse in den Griff zu bekommen. Ihre Stärke bestand darin, daß sie ihren Hunger nicht mehr zu beachten brauchten.

Doch diese Stärke bei der Überwindung des Hungers beschwört

einen großen Widerspruch herauf, da eine Magersüchtige bei ihrem Versuch, stark zu sein, so schwach wird, daß sie ihre Selbständigkeit mehr und mehr verliert und immer abhängiger wird. Wegen ihres schlechten körperlichen Zustands braucht sie mehr Fürsorge und Zuwendung von anderen. Und daraus ergibt sich ein weiteres Dilemma. Rosie Parker und Sarah Mauger schreiben: „Für viele Frauen sind die Veränderungen, die sie an ihrem Körper vornehmen, oft die einzige Möglichkeit, damit sich bei ihnen das befriedigende Gefühl einstellt, etwas vollbracht zu haben. Es besteht sowohl ein realer als auch ein eingebildeter Zusammenhang zwischen gesellschaftlichem Status und Schlankheit. Dieser Zusammenhang ist Realität, da dicke Frauen diskriminierend behandelt werden; ein eingebildeter Zusammenhang ist es deshalb, weil das zerbrechliche, empfindsame Weiblichkeitsideal in einer Frau das Gefühl von Schwäche und Nutzlosigkeit nur noch verstärkt." (3)

Mit diesem letzten Punkt wird auf die Hauptproblematik hingewiesen. In der Magersucht findet die Ambivalenz gegenüber dem Frausein ihren Niederschlag, sie stellt eine Rebellion gegen eine Feminisierung dar, und diese besondere Form der Rebellion beinhaltet sowohl eine Ablehnung als auch eine Übertreibung des Idealbildes. Durch die Verweigerung des Essens wird ein Mädchen extrem dünn, und ihre begradigten Rundungen ermöglichen ihr die Verleugnung ihrer eigentlichen Weiblichkeit. Doch gleichzeitig ist dieses Dünnsein auch eine Parodie auf die weibliche Zerbrechlichkeit. Damit ist sie in beiden Lagern vertreten – sie hat wie vor ihrer Pubertät eine knabenhafte Figur, wirkt aber wie eine junge, attraktive Frau. Und hier lassen sich wieder Parallelen zur Eßsucht herstellen. Einige Frauen, die eßsüchtig sind, versuchen durch ihr Übergewicht ebenfalls gegen die weiblichen Rundungen anzukämpfen, vor deren Konsequenzen sie sich fürchten. Mary, die unter Eßsucht litt, begann in ihrer Teenagerzeit zuzunehmen. Im nachhinein wurde ihr klar, daß sie damit ihre Rundungen ausgleichen wollte. Durch den „Babyspeck", den sie sich anschaffte, konnte sie sich dem Mädchengehabe der Verabredungs- und Verschönerungsrituale weitgehend entziehen. Dadurch konnte sie wieder einfach ein Kind sein – und keine potentielle Partnerin für Verabredungen. Die Zeit vor der Pubertät hatte für sie eine gewisse Gleichwertigkeit bedeutet. Kinder waren einfach Kinder und hatten noch mehr oder weniger die gleichen Möglichkeiten. Mit ihrem Fett hatte sie unbewußt ihre Rundungen zu verdecken versucht, ebenso wie eine Magersüchtige ihre Formen dadurch verheimlicht, daß sie ihnen die Substanz entzieht. Auch das ultra-feminine Bild der zerbrechlichen Frau, das Magersüchtige häufig repräsentieren, hat bei der Eßsucht eine Entsprechung.

In ihrem Körperumfang entsprechen einige eßsüchtige Frauen einem anderen Weiblichkeitsklischee, in diesem Fall dem der aufopfernden, nährenden, zuverlässigen, liebevollen, fürsorglichen Supermutter, die sich durch als typisch weiblich geltende Fertigkeiten wie Haushaltsführung, Essensvorbereitung und zärtliche Zuwendung auszeichnet. Dieses mit dem Dicksein verbundene Leitbild hat für viele Frauen ein relativ positives Image, denn es verschafft ihnen wenigstens Anerkennung und hat keinerlei Beigeschmack von Überspanntheit. Diese Haltung ist jedoch äußerst problematisch, denn hier wird die biologische Fähigkeit der Frauen, Kinder zu gebären, als Vorwand dazu benutzt, sie auf die Rolle der Mutter schlechthin festzulegen. Und Mütter, die dieser Vorstellung entsprechen, sind ständig mit der Fürsorge für andere beschäftigt, bekommen nie selber etwas ab und sind deshalb sehr hungrig. Zerbrechliche junge Damen werden bewundert und sind umschwärmt – so der Mythos – und brauchen nicht soviel zu sich zu nehmen, vielleicht, weil sie auch nicht soviel von sich herzugeben brauchen. Ihr Erfolg als Frauen besteht darin, daß sie umsorgt und verwöhnt werden und nicht in der Fürsorge und Aufopferung für andere.

Der Versuch des Ausgleichs zwischen den beiden Extremen des Superweiblichen und der völligen Ablehnung des Frauseins hängt mit einem anderen Kennzeichen des Syndroms zusammen, dem schon viel Aufmerksamkeit gewidmet wurde. Und zwar können Magersüchtige sehr viel Energie aufbringen und äußerst aktiv sein. Ihre Aktivität schlägt sich zum Beispiel darin nieder, daß sie alles daransetzen, gut in der Schule und im Sport zu sein und daß sie dauernd auf Hochtouren sind. Viele kennen vielleicht das Gefühl, wenn sie mitten in der Nacht nach einer anstrengenden Beschäftigung oder einem intensiven Gespräch plötzlich einen zweiten Energieschub bekommen und wissen auch, was für eine angespannte Rastlosigkeit dadurch ausgelöst wird. Und dieses Gefühl ist mit der Überaktivität vergleichbar, die Magersüchtige oft monatelang an den Tag legen. Zum Teil läßt sich diese Unruhe auf den Wunsch nach noch mehr Gewichtsverlust durch einen möglichst hohen Kalorienverbrauch zurückführen. Vom feministischen Standpunkt aus gibt es noch einen anderen, sehr viel tieferliegenden Grund. Eine junge Frau versucht, sich durch die Beteiligung an möglichst vielen Unternehmungen gegen das Ausgeschlossensein zu schützen, das sie erwartet, wenn sie erwachsen wird. Wenn sie in die Zukunft blickt, sieht für sie die Welt so aus, daß die Männer dafür belohnt werden, wenn sie mitten im Leben stehen, und daß Frauen entweder gänzlich von allen Aktivitäten ausgeschlossen sind oder aber, was noch perfider ist, zwar teilnehmen dürfen, aber keinerlei Anerkennung für ihre Leistungen erhalten. Ihre fieberhaften Aktivitäten und ihr allseitiges Engagement lassen darauf schließen, daß sie sich ein größeres Betätigungsfeld zu schaffen versucht, als ihre Rolle innerhalb der Gesellschaft erlauben würde. Sie bemüht sich darum, Einfluß auf eine Welt auszuüben, die ihrem Geschlecht gegenüber feindlich eingestellt ist. Genau das gegenteilige Verhalten zeigen andere Magersüchtige, die sich wegen ihres schwachen Selbstwertgefühls ganz und gar zurückziehen und sich in ihre Zimmer verkriechen. Durch dieses Verhalten wird deutlich, wie wenig sich Frauen eigentlich bemerkbar machen. Für Eßsüchtige ergibt sich das umgekehrte Bild. Die nach außen hin supertüchtige, selbstsichere Organisatorin, die immer beschäftigt ist und sich durch nichts aus der Ruhe bringen läßt, auf deren Schultern alles ruht, ist die übertriebene Verkörperung der Nährerin der Welt. Durch dieses Bild wird aber auch gleichzeitig wieder die Tatsache betont, daß Frauen sich im allgemeinen nicht bemerkbar machen. Analog zu der fieberhaften Aktivität und Gefühlen der Nutzlosigkeit ist bei Eßsüchtigen die Vorstellung sehr verbreitet, die Trägheit in Person zu sein.

Durch diese Ähnlichkeit in den Vorstellungen wird klar, daß die Ursachen für Anorexia nervosa und, wie wir schon gesehen haben, für Eßsucht, aus einer neuen Sicht betrachtet werden müssen. Einige Autorinnen haben besonders auf die gesellschaftlichen Faktoren hierbei hingewiesen. Mara Selvini Palazzoli (4) vertritt die Ansicht, daß der Übergang von der Agrargesellschaft zur Industriegesellschaft sich sehr stark auf die Stabilität der patriarchalischen Familie ausgewirkt hat, und daß die Magersüchtige eine Herausforderung an den hier fortbestehenden Konservativismus darstellt.

Hilde Bruch (5) spricht die gängige Einstellung unserer Gesellschaft zum Körperumfang an und stellt die Frage, inwieweit die in unserer Gesellschaft vorherrschenden Schönheitsmaßstäbe und die andauernde Beschäftigung mit unserem Aussehen eine Rolle spielen. Die sklavische Unterordnung in der westlichen Welt unter ein Schlankheitsideal, das jedes Quentchen Übergewicht als unerwünscht und häßlich erscheinen läßt, kommt einer Entstellung körperlicher Veranlagungen gleich, und dennoch wird unser tägliches Leben heute davon bestimmt." Andere gesellschaftliche Gesichtspunkte – wie sie zum Beispiel in Peter Dallys (6) Ansicht zum Ausdruck kommen, daß sehr viele Mütter von magersüchtigen Frauen bei ihren eigenen Vorhaben Enttäuschungen erfuhren und deswegen für ihre Töchter ehrgeizige Pläne schmieden – werden zwar beschrieben, der Bezug zur Situation der Frauen innerhalb der Gesellschaft wird jedoch nicht hergestellt.

Es hilft uns sehr, wenn wir über diese Umstände Beischeid wissen. Es bleiben aber immer Fragen offen. Wie zum Beispiel ist es zu dieser Situation gekommen? Warum sind einige Mütter so dominierend? Warum ist unsere westliche Gesellschaft so sehr vom Schlankheitswahn besessen? Warum setzt die patriarchalische Familie jeder Veränderung soviel Widerstand entgegen? Welche Grundsätze in unserer Gesellschaft werden durch Frauen, die Eßstörungen haben, in Frage gestellt? Welchen Gefühlen versuchen diese Frauen unter Mißachtung des Hungermechanismus und der Entstellung ihres eigenen Körpers Ausdruck zu verleihen? Wenn dies ein psychologischer Zustand ist, von dem Frauen betroffen sind, wie kann diesen Frauen dann am besten geholfen werden? Müßten bei der Behandlung nicht vor allem die gesellschaftlichen Faktoren berücksichtigt werden, die bei Frauen Eßsucht oder Anorexia nervosa hervorrufen?

Wie wir festgestellt haben, wird das Verhalten der Frauen in modernen westlichen Gesellschaften von ganz gewissen Erwartungen bestimmt und ist durch Verbote eingeschränkt. Frauen sollen zerbrechlich, zurückhaltend, anpassungsfähig, passiv, gastfreundlich und vor allem attraktiv sein. Frauen werden davon abgehalten, aktiv, selbstsicher, konkurrenzfähig, dick und unattraktiv zu sein. Eine unattraktive Frau ist keine richtige Frau. Bei der Eßsucht besteht die Strategie einiger Frauen im Umgang mit diesen Zwangsjacken-Klischees darin, zuzunehmen, um ihren Platz in der Welt zu behaupten, um einen Ausgleich für das ständige Geben zu schaffen, um nicht ständig sexuellen Annäherungen ausgesetzt zu sein. Das Essen hat für Frauen, die unter Eßsucht leiden, große symbolische Bedeutung. Hierin spiegeln sich die Probleme wieder, die sich für Frauen aus ihrer gesellschaftlichen Rolle als Unterdrückte ergeben. Obwohl Magersüchtige zum genau entgegengesetzten Mittel greifen, der eigenen Aushungerung, lassen die Gemeinsamkeiten mit der Eßsucht wenig Zweifel daran aufkommen, daß die Stellung der Frauen in der Gesellschaft sich sowohl im Verhalten der magersüchtigen als auch der eßsüchtigen Frauen niederschlägt.

Magersüchtige und Eßsüchtige haben beide ganz bewußt den Wunsch, nicht bemerkt zu werden. Wenn sie eingeladen sind, fürchten sie sich davor, die ganze Aufmerksamkeit beim Betreten des Zimmers auf sich zu lenken. Anstatt sich Pfunde anzuessen, um unter den Fettschichten ihr wahres Ich verbergen zu können, wird eine Magersüchtige regelrecht spindeldürr. Dieses Dürrsein erregt jedoch mehr Aufmerksamkeit, als das bei einer Frau mit „normalem" Körperumfang der Fall ist. Der wesentliche Unterschied besteht darin, daß mageren (und übergewichtigen) Frauen ein völlig anderes Interesse entgegengebracht wird als „normalen" Frauen. Nach einer kurzen Beurteilung „auf den ersten Blick", die sowohl von Frauen als auch von Männern ausgeht, scheidet die Magersüchtige (und die dicke Frau) als Sexualobjekt aus. Im allgemeinen bedeutet das, daß sie für die Männer uninteressant ist, und daß die anderen Frauen sie für ungefährlich halten. Eine Magersüchtige wird entweder für überspannt gehalten oder ihr wird Mitgefühl entgegengebracht, doch in ihrem scheinbar narzißtischen Streben nach Super-Weiblichkeit schafft sie es merkwürdigerweise, sich geschlechtslos zu machen. Es bieten sich noch zwei Deutungsmöglichkeiten für diese Besorgnis an, ja nicht aufzufallen. Die erste steht mit dem immer wieder vorkommenden Thema der Unauffälligkeit von Frauen in Zusammenhang – hauchdünn ist wohl der treffende Ausdruck für diese Abwesenheit/Anwesenheit von Frauen. Aus dieser unfreiwilligen Unauffälligkeit ergibt sich bei einer Frau der Wunsch danach, akzeptiert und bemerkt zu werden, weil sie da ist und nicht weil sie perfekt ist, auch so aussieht und die an sie gestellten Erwartungen erfüllt. Es bleibt ihr nichts anderes übrig, als diesen Wunsch, der sehr groß ist und selten befriedigt wird, zu unterdrücken und in sein Gegenteil zu verkehren, in die Angst davor, aufzufallen. Und diese Angst bewirkt, daß eine Magersüchtige die Aufmerksamkeit auf sich lenkt.

Der Wunsch, akzeptiert zu werden, entsteht bei vielen Frauen aus dem Gefühl des Unerwünschtseins und damit auch der Unwürdigkeit. Dieses Gefühl kann entweder ganz direkt entstanden sein: „Eigentlich wollten wir ja einen Jungen", oder durch die Enttäuschung, die sich eine Mutter anmerken läßt, weil sie eine Tochter hat. Viele Eßsüchtige und Magersüchtige haben erwähnt, daß ihnen von ihren Müttern entweder explizit oder implizit sehr zwiespältige Gefühle in bezug auf ihre Existenz entgegengebracht worden sind. Wenn Mütter ihren Töchtern zu verstehen geben, daß sie sich eigentlich einen Jungen gewünscht haben, so lassen sie sie damit wissen, daß sie von ihnen enttäuscht sind. Und von dem Gefühl, die Hoffnungen der ganzen Familie enttäuscht zu haben, ist es kein weiter Weg mehr bis zu dem Gefühl, eine Versagerin zu sein. In der Pubertät, wenn sich ihr Geschlecht nicht mehr leugnen läßt, können die Gefühle sich so sehr zuspitzen, daß bei der Tochter zwei verschiedene Absichten miteinander kollidieren. Sie verweigert einerseits das Essen, weil sie sich in Luft auflösen, nicht mehr existieren möchte, um ihrer Mutter durch ihr Verschwinden einen Gefallen zu tun. Andererseits kommt gleichzeitig ihre Wut darüber zum Ausdruck, daß sie so, wie sie ist, nicht erwünscht war, daß sie sich mit ihrer Mutter nicht identifizieren konnte – und wie kann sie sich mit ihrer Mutter identifizieren, wenn diese sich selbst nicht akzeptiert, ohne daß das bei ihr auch nur wieder zur Selbstablehnung führt? Aus dieser Wut heraus verweigert sie die Annahme dessen, was ihre Mutter ihr regelmäßig zu geben bereit ist – das Essen. In einer Mischung aus Wut und Bescheidenheit fühlt sie, wie ihr Hals schon beim ersten Bissen wie zugeschnürt ist, oder sie ist satt, nachdem sie ein paar Löffel voll gegessen hat. Sie weist das, was ihre Mutter ihr anbietet, zurück, und verletzt sie dadurch so sehr sie nur kann; gleichzeitig versucht sie aber auch, dem ihrer Meinung nach größten Wunsch ihrer Mutter zu entsprechen, daß sie verschwinden möge.

Viele Eltern wünschen sich deshalb einen Jungen, weil der Geburt männlicher Babies in unserer Gesellschaft ein viel höherer Stellenwert beigemessen wird, denn wir leben in einer Welt, die Frauen kaum gesellschaftliche Macht zugesteht. Aus dieser untergeordneten gesellschaftlichen Stellung ergibt sich der tragische Umkehreffekt, daß bei der Weitergabe kultureller Überlieferungen von einer Generation an die nächste der Mutter wiederum die tragische Aufgabe zufällt, ihre Tochter so zu erziehen, daß sie sich mit einem Leben als Mensch zweiter Klasse zufrieden gibt. Nur durch das Aneignen unserer Geschlechtsidentität – das heißt, was es in dieser Gesellschaft bedeutet, ein Mädchen und dann eine Frau zu sein – schaffen wir uns unseren Platz in der Gesellschaft. Diese Geschlechtsidentität wird weitgehend von der jeweiligen Gesellschaftsschicht und vom kulturellen Hintergrund bestimmt. Sicherlich unterscheidet sich das Leben einer Fabrikarbeiterin in

Bulgarien sehr von dem einer Krankenschwester in den Vereinigten Staaten, beide Frauen aber sind mit einer Vorstellung von sich und ihrem Leben aufgewachsen, die auf Grund der von den Müttern übernommenen gängigen Leitbilder für weibliches Verhalten entstanden ist. Bei dieser Identitätsvermittlung entladen sich die Spannungen in der Mutter-Tochter-Beziehung, und dem jungen Mädchen werden verwirrende Mitteilungen über das Leben als erwachsene Frau eingeimpft.

Eine Ursache für diese Spannungen ist bei Magersüchtigen häufig die Befürchtung, daß sie ihre Mütter enttäuscht haben, weil sie Mädchen sind. Ein Mädchen in dieser Situation hat das Gefühl, nur ein Ersatz zu sein und sieht ihre Existenzberechtigung in Frage gestellt. Mit diesen Zweifeln an der eigenen Existenzberechtigung hängen auch die überdurchschnittlichen schulischen und akademischen Erfolge und das Leistungsdenken bei vielen Magersüchtigen zusammen. Viele Frauen haben berichtet, daß ihr Wunsch nach akademischen Erfolgen aus dem Gefühl heraus entstanden war, sie würden ihren Eltern durch ein Versagen in diesem Bereich eine große Enttäuschung bereiten. Wenn sie ihren Eltern dieses Mal eine Enttäuschung ersparen könnten, würden sie vielleicht von ihnen akzeptiert werden. Eine Magersüchtige berichtete voller Bitterkeit über diese Erfahrungen: „Ich mußte immer gute Leistungen vorweisen. Ich wurde nicht einfach so akzeptiert, wie ich war, mein Bruder aber, der als Jugendlicher straffällig geworden war, wurde immer in Schutz genommen!" Diese Frau hatte niemals eine Bemerkung zu hören bekommen, daß sie unerwünscht sei oder nicht gewollt war, doch fing sie solche Gefühle auf, und sie kamen ja auch durch die Unterschiede bei der Behandlung ihres Bruders zum Ausdruck. Die Erklärung, daß sie wegen ihres Altersunterschieds nicht gleich behandelt wurden, konnte keine Begründung für die Gefühle liefern, die sie in bezug auf sich selbst und das Verhalten ihrer Mutter ihr gegenüber hatte. Sie konnte sich die unterschiedliche Behandlung und das quälende Gefühl des Nichtakzeptiertwerdens nur so erklären, daß ihre Eltern auf diese Weise ihre Enttäuschung über ein Mädchen ausdrückten.

In den letzten dreißig Jahren bestand der augenfälligste Unterschied bei der Erziehung von Mädchen gegenüber der von Jungen darin, daß von Mädchen im Stadium des Heranwachsens Reinheit und Unschuld erwartet wurde, Jungen aber sexuelle Erfahrungen sammeln sollten. Sex war für Mädchen etwas ausgesprochen

Schlechtes, für Jungen aber war Sex gut. Den Mädchen kam es so vor, als könnten Jungen bei diesem Spiel nur gewinnen: Entweder hatten sie Erfolg und machten Erfahrungen oder es wurde ihnen versichert, daß sie noch viel Zeit hätten. Und es gab sogar eine besondere Kategorie von Frauen, bei denen sich Jungen diese Erfahrung verschaffen konnten. Für Mädchen gab es überhaupt nichts zu gewinnen. Wenn du „das" mitmachtest, warst du schlecht, schmutzig, unanständig. An „das" auch nur zu denken, war fast genauso schlimm. Wenn du „das" nicht mitmachtest, wurdest du von den Jungen beschimpft, wenn du es aber tatest, hattest du deinen schlechten Ruf weg. Von Mädchen wurde erwartet, daß sie sich schon viele Jahre vorher auf ihre Ehe vorbereiten, und sexuelle Erfahrungen mußten bis zu diesem Zeitpunkt in ganz genau festgelegten Grenzen bleiben. In diesem Zusammenhang ist es gar nicht überraschend, daß junge Frauen in bezug auf ihre Sexualität furchtbar verunsichert sind. Einerseits kommt sie ihnen sündhaft, gefährlich und unberechenbar vor und andererseits wieder großartig, wunderbar und wünschenswert. Ihre Sexualität existiert seltsamerweise losgelöst von ihrer Person. Es ist ein Zustand, vor dem sie sich auf jeden Fall in acht nehmen müssen, so als handle es sich dabei um einen unabhängigen Einfluß, den es unter Kontrolle zu behalten gilt. Mit dieser entfremdeten Einstellung zur Sexualität, von der sich die Frauen jetzt zu befreien beginnen, hängt die ambivalente Haltung Magersüchtiger und Eßsüchtiger gegenüber ihren sexuellen Gefühlen zusammen. Die Pervertierung einer elementaren Körperfunktion überträgt sich auf eine andere Grundfunktion des Körpers – den Hunger. Mit der Deformierung ihrer eigenen Körper, die die Folge davon ist, und der Manipulation ihrer Hungergefühle klagen Magersüchtige und Eßsüchtige den Sexismus in der Gesellschaft bitter an. Sie ziehen sich vom einzigen zur Verfügung stehenden Schauplatz der Sexualität zurück und haben Angst davor, daß ihre ganze Welt zusammenbricht, wenn sie ihre sexuellen Gefühle zum Ausdruck bringen.

Die Distanzierung einer Magersüchtigen von ihrer eigenen Sexualität ist ein Hinweis auf die schwierige Situation, in der sich Frauen allgemein befinden. Die sexuelle Identität ist ein Teilaspekt der Identifikation mit dem eigenen Geschlecht, so daß die Ablehnung von Verhaltensmustern für Sexualität einer Ablehnung der Frauenleitbilder gleichkommt. Dieses Dilemma, in dem sich viele Frauen befinden, schlägt sich sowohl in den symbolischen Bedeutungen, die dem Dünnsein verliehen werden, als auch in der

Essensverweigerung bei Magersüchtigen nieder. Für eine Magersüchtige bedeutet diese Essensverweigerung eine Möglichkeit, „nein" zu sagen, ihre Ablehnung zum Ausdruck zu bringen. Auf diese Weise kann sie stark sein. Ihr Dünnsein ist andererseits ein Zeichen für ihre Zerbrechlichkeit und Empfindlichkeit, für ihre sexuelle Verunsicherung und ihre Sehnsucht danach, gar nicht da zu sein. Für Eßsüchtige ergibt sich das umgekehrte Bild, bei dem Ablehnung, Selbstschutz und Stärke durch das Fett ausgedrückt werden und die ständige Konsumierung von Nahrungsmitteln eine Kapitulation bedeutet. Beide Reaktionen sind ein Zeichen für Anpasung an eine Frauenrolle, die erhebliche Einschränkungen mit sich bringt. In beiden Syndromen tritt die Spannung zutage, die eine Folge der Akzeptierung oder Ablehnung dieser Einschränkungen ist.

Bei einem Vergleich der beiden Reaktionsweisen ist es sehr aufschlußreich, festzustellen, wo die Gemeinsamkeiten und Unterschiede liegen. Ein großer Unterschied besteht zwischen den Einstellungen derer, die unter den beiden entgegengesetzten Folgen des Teufelskreises leiden. Für eine Magersüchtige ist ihr Problem kein Gegenstand öffentlicher Diskussionen. Es ist ihre ureigenste Angelegenheit, die sie nicht als Problem ansieht, da ihre Essensverweigerung für sie selbst ein Versuch ist, ihre Situation unter Kontrolle zu bekommen, und dieses Vorhaben ist so unsicher, daß es durch das Reden darüber gefährdet werden könnte. Hierin unterscheidet sie sich sehr stark von den Eßsüchtigen, für die ihre eigenen Eßgewohnheiten nichts mit einer aktiven Handlung zu tun haben, sondern für die ein Eßrausch etwas ist, das passiert, wenn sie die Beherrschung verlieren. Sie reden sehr gerne über diese, sie von außen überkommende Macht, und fangen sehr häufig ein Gespräch über ihr „Problem" an. Teilweise läßt sich dieses Verhalten mit dem großen gesellschaftlichen Druck erklären, mit dem Schlankheit propagiert wird, so daß Eßsüchtige das Gefühl haben, sie müßten sich dauernd für ihren Körperumfang entschuldigen. Eine Magersüchtige kommt der gesellschaftlichen Schlankheitsforderung nach, egal wie dick sie sich auch selber vorkommen mag.

In der breiten Öffentlichkeit wird paradoxerweise Anorexia nervosa ziemlich ernstgenommen, wogegen die Eßsucht mit Wohlleben und Völlerei in Zusammenhang gebracht wird. Wie wir festgestellt haben, sind jedoch beide Verhaltensweisen als verzweifelte Reaktionen auf die gesellschaftlichen Gegebenheiten anzusehen, und zu diesen Verhaltensweisen nehmen die Frauen Zuflucht, wenn sie einen gewissen Einfluß auf ihre Umwelt ausüben wollen.

## MEDZINISCHE GESICHTSPUNKTE

Die These dieses Buches lautet, daß Eßsucht bei Frauen eine Reaktion auf ihre Stellung innerhalb der Gesellschaft ist. In diesem Zusammenhang wird die Eßsucht auch weiterhin ein Problem im Leben von Frauen darstellen, solange die Ungleichheit der Geschlechter durch die gesellschaftlichen Verhältnisse bedingt und gefördert wird. Bei keiner Behandlungsmethode für das Übergewicht bei Frauen darf dieser Tatbestand außer acht gelassen werden.

Wenn eine Frau wegen eines Gewichtsproblems zu einem praktischen Arzt geht, dann wird er ihr mit ziemlicher Sicherheit eine Diät empfehlen. Für den Arzt liegt auf der Hand, daß diese Patientin zuviel ißt. Wenn sie abnehmen will, muß sie eben damit aufhören. Dieselbe Haltung kommt auch bei allen Diätrezepten zum Ausdruck, von denen jeden Tag wieder neue angeboten werden. Dem Arzt fehlt sowohl die Zeit als auch das Interesse für eine Untersuchung der Gründe, weshalb diese Frau überhaupt soviel zugenommen hat. Keine Diätanweisung kann einer Frau dazu verhelfen, ihr Gewicht auf die Dauer zu reduzieren, weil dabei nicht die wahren Ursachen erkannt und behandelt werden.

Im Bereich der Medizin findet gegenwärtig eine zunehmende Technisierung statt – gute Noten in den naturwissenschaftlichen Fächern sind Voraussetzung für einen Studienplatz in Medizin, und bei der Ausbildung liegt der Schwerpunkt im technischen Bereich. Sehr häufig fehlt in der Medizin der menschliche Bezug. Das heißt, Ärzte werden im Umgang mit komplizierten Geräten und Instrumenten ausgebildet und müssen immer auf dem neuesten Stand der Entwicklung sein. Sie entwickeln keinerlei Sensibilität dafür, was ihren Patienten wirklich fehlt. Deshalb stoßen sehr viele Frauen auf wenig Mitgefühl, wenn sie einen Arzt aufsuchen, weil sie abnehmen wollen. Ärzte sind für gesellschaftliche Schönheits- und Schlankheitsideale nicht weniger empfänglich als andere Leute und fühlen sich häufig dazu bemüßigt, Bemerkungen über den Körperumfang ihrer Patientinnen zu machen, auch wenn sie gar nicht aus diesem Grund zu ihm gekommen sind und die Behandlung des Arztes auch gar nichts mit ihrem Gewicht zu tun hat. Eine Frau aus unserer Gruppe litt sehr darunter und berichtete uns: „Sie erzeugen dauernd ein Schuldbewußtsein in mir. Ich komme mir dann wie ein unartiges kleines Mädchen vor, weil ich zuviel esse." Die Frauen bekommen einen neuen Diätplan in die Hand gedrückt und werden wieder nach Hause, zu ihrer Arbeit und den Problemen zurückgeschickt, mit denen sie dort konfrontiert sind – zu den Problemen, die überhaupt dazu geführt haben, daß sie so dick geworden sind.

Den Frauen wird jedoch klar, daß Diätpläne und Schuldgefühle nichts nützen, egal, ob sie von Ärzten oder aus Zeitschriften stammen. Einige Frauen suchen verzweifelt nach einer physiologischen Ursache für ihre hartnäckigen Pfunde. Vielleicht suchen sie einen Spezialisten auf, der Übergewichtigkeit behandelt und in dessen Interesse es liegt, biologische Faktoren als Ursache von Fettleibigkeit vorzuschlagen. Wenn eine Frau zu einem Spezialisten geht, erhofft sie sich mehr Verständnis; vielleicht ist sie der Ansicht: „Wenn es für mein Dicksein eine medizinische Begründung gibt, dann kann ich nicht viel machen. Ich bin zwar dick, doch die Leute sollten wenigstens wissen, daß ich nichts dafür kann."

In den letzten Jahren ist auf dem Gebiet der Fettleibigkeit sehr viel Forschungsarbeit geleistet worden. Nur wenige der dabei aufgestellten Theorien sind in die schulmedizinische Praxis übernommen worden; wegen der Aufmerksamkeit jedoch, die sie erregt haben und wegen der Hoffnungen, die damit bei Übergewichtigen ausgelöst worden sind, will ich die populärsten dieser Theorien hier diskutieren.

Ärzte und Forscher, die eine mechanistische Einstellung dem menschlichen Körper gegenüber vertreten, stellen ihn als eine Ansammlung von Organen (Leber, Herz, Gehirn), Gewebe (Muskeln, Nervengewebe, Knochen) und Zellen (Nervenzellen, Muskelzellen und Blutzellen) dar. Die Organe bestehen aus verschiedenen Arten von Zellen, und die Zellen wiederum haben die Funktion kleiner biochemischer Kraftwerke, die dazu da sind, den Organismus gesund zu erhalten. Diese Betrachtungsweise hat dazu geführt, daß die Fettleibigkeit als ein biologisches Phänomen angesehen wird. Im Körper befindet sich zwischen den Organen, wie zum Beispiel den verschiedenen Muskelgruppen oder Knochen und Muskeln, das Bindegewebe. Dieses Bindegewebe hat die Fähigkeit, Fett zu speichern, das der Körper nicht verbraucht. So entsteht das Fettgewebe, das sich aus den Fettzellen zusammensetzt. Dieser Speicherung von Fett in den Fettzellen haben viele medizinische Forscher sehr viel Aufmerksamkeit gewidmet.

DIE FETTZELLEN-THEORIE Vor zehn Jahren haben Hirsch und Knittle (1) eine Methode entwickelt, mit der Anzahl und Größe der Fettzellen in einer Fettgewebsprobe festgestellt werden können. Ihrer Meinung nach führt die Überfütterung in der Kindheit zu einer Zunahme der Fettzellen im Körper, und diese Zahl kann auch durch Abmagerungskuren in späteren Jahren nicht mehr verringert werden. Die Zellen selbst verkleinern sich zwar bei einer Gewichtsabnahme, aber sie sind weiterhin vorhanden und warten praktisch ständig darauf, wieder aufgefüllt zu werden. Ein extrem fettleibiger Mensch kann bis zu fünfmal soviele Fettzellen haben wie ein normalgewichtiger Mensch. Diese Theorie dient als Erklärung dafür, weshalb einige Übergewichtige Schwierigkeiten haben, ihr Gewicht nach einer Diätkur zu halten.

BIOCHEMISCHE THEORIEN Das Funktionieren der Zellen hängt von der Art der in ihnen ablaufenden chemischen Reaktionen ab. Alle chemischen Reaktionen im Körper – die Umwandlung von Nahrung in Energie, der Energieverbrauch bei körperlicher Betätigung, jeder körperliche Vorgang – basieren auf der Anwesenheit von Enzymen. Enzyme sind Eiweißmoleküle, die bei einer chemischen Reaktion mitwirken, ohne dabei selber verbraucht zu werden. Zu jeder Reaktion im Körper ist ein bestimmtes Enzym nötig. Untersuchungen an Bakterien haben gezeigt, daß Enzyme mit Hilfe der in den Genen gespeicherten Informationen hergestellt werden. Von diesem Standpunkt aus ist es naheliegend, eine genetische Erklärung für Fettleibigkeit zu suchen. Es wird davon ausgegangen, daß sich die Gene von Übergewichtigen minimal von denen normalgewichtiger Leute unterscheiden. Diese unterschiedlichen Gene bewirken minimale Abweichungen auch bei den Enzymen. Diese Enzyme wirken auf die chemischen Reaktionen im Zusammenhang mit der Fettspeicherung im Körper. Es wird also angenommen, daß Übergewichtige andere Enzyme produzieren und deshalb ihr Körper auch anders auf Fett reagiert, als das bei Normalgewichtigen der Fall ist.

GENETISCHE THEORIEN Mit dem biochemischen Ansatz steht der genetische Ansatz in Beziehung. Beim allgemeinen genetischen Ansatz wird nicht unbedingt der Ort der genetischen Abweichung bestimmt, sondern lediglich die Hypothese aufgestellt, daß ein Unterschied in den Enzymen, im Nervensystem oder im Hormonsystem des Körpers existiert. Auf Grund dieses Ansatzes sind Studien durchgeführt worden, die zeigen, „daß Übergewichtigkeit in der Familie liegt." (2)

Bei einer neuen genetischen Theorie (3) wird davon ausgegangen, daß dicke Leute nicht unbedingt mehr essen als schlanke. Und zwar lautet das Argument, daß in Agrargesellschaften diejenigen bessere Überlebenschancen haben, die über die Fähigkeit verfügen, überflüssiges Fett wirksam zu speichern, damit es ihnen bei physischer Anstrengung zur Verfügung steht. In Wohlstandsgesellschaften ist ständig Essen in ausreichender Menge vorhanden, so daß für den Körper keine Notwendigkeit besteht, Energie zu speichern, um sie in Notzeiten zur Verfügung zu haben. Auch verbrauchen wir wegen unserer sitzenden Lebensweise weniger überschüssige Energie. Simulierte Computerprogramme über Fettspeicherung und -abbau bei Erwachsenen werden als Beweis für die deterministische Ansicht in der Biologie angeführt, daß zwar früher eine angeborene Veranlagung zum Dickwerden sehr nützlich gewesen ist, unserer heutigen Lebensweise jedoch eine Veranlagung zum Schlanksein mehr entspricht.

DIE INSULIN-THEORIE Wenn dem Körper Zucker und Proteine zugeführt werden, wird von den Langerhansschen Inseln – Zellanhäufungen in der Bauchspeicheldrüse – das Hormon Insulin produziert. Insulin, ein lebenswichtiges Protein, ist nötig, damit die Zellen den Zucker aufnehmen und in Energie umwandeln können. Wenn im Blutkreislauf zuviel Glukose vorhanden ist, so findet eine Umwandlung in Speicherenergie oder Fett statt. Wenn vom Körper nicht genug Insulin produziert wird, sammeln sich Zucker und Kohlehydrate im Blut an, so daß nicht genügend Energie zur Aufrechterhaltung der Körpervorgänge und des Wachstums zur Verfügung stehen. Dieser Zustand wird als Diabetes bezeichnet. Zwei Drittel aller Diabetiker haben Übergewicht. Diese Tatsache hat Forscher zu der Frage veranlaßt, ob es einen Zusammenhang zwischen diesen beiden Erscheinungsbildern gibt. Die Theorie der Insulinüberproduktion geht davon aus, daß im Körper soviel Insulin produziert wird, daß es zu einer Unempfindlichkeit diesem Hormon gegenüber kommt. (4) Diese Theorie ist von Dr. Atkins (5) einer breiteren Öffentlichkeit zugänglich gemacht worden. Er bezeichnet Insulin als das „Dickmacher-Hormon" und ist der Ansicht, daß eine Überproduktion zu mehr Nahrungsaufnahme führt, damit das Gleichgewicht wiederhergestellt wird. Seiner Meinung nach ist Insulin das entscheidende Bindeglied zwischen Übergewicht, niedrigem Blutzucker und Diabetes.

DIE NEUROLOGISCHE THEORIE Die neurologische Theorie befaßt sich mit dem Regulationssystem des Körpers. Es wird angenommen, daß ein Bereich im Gehirn, der Hypothalamus, das Zentrum ist, wo die Hungersignale des Körpers umgesetzt werden. Ein Sättigungszentrum im Hypothalamus liefert die entsprechenden Informationen. Wenn in diesem Nervenbereich Störungen auftreten, ißt ein Mensch weiter, obwohl er satt ist. In einer kürzlich durchgeführten Studie über Versuche bei Ratten mit ventromedialen Hypothalamusläsionen, die zu einer Erhöhung des Sättigungsgrades, einer Verzögerung des Sättigungszeitpunktes und damit zu Fettleibigkeit geführt hatten, wurde über zahlreiche Motivationsdefizite, unter anderem auch über mangelnden Sammelinstinkt, berichtet. Die Forscher ziehen auf Grund dieses mangelnden Sammelinstinkts eine Parallele zur Motivation beim Menschen und kommen zu dem Schluß, daß Fettleibigkeit zu Armut führt. (6)

Andere Forscher messen dem Hypothalamus bei der Regulation des Hungers eine weniger zentrale Bedeutung bei. Sie halten jedoch an dem gleichen Grundprinzip fest, daß eine Störung im Hungerregulationssystem des Körpers die Ursache für Fettleibigkeit ist.

Der Nachteil einiger dieser Theorien besteht darin, daß nicht festgestellt werden kann, ob die Unterschiede in den Reaktionen zwischen übergewichtigen und normalgewichtigen Leuten die Fettleibigkeit verursacht haben oder auf die Fettleibigkeit zurückzuführen sind. Die Fettzellentheorie trifft nur bedingt zu, da eine sehr hohe Anzahl von Fettzellen in der Kindheit nur bei extremer Fettleibigkeit vorkommt. Bei einer Behandlung von Erwachsenen, die als Kinder überfüttert worden sind, ist eine Gewichtsabnahme und ein Einpendeln des Gewichts durchaus nicht ausgeschlossen. (7) Verallgemeinernde genetische Theorien lassen die Tatsache außer acht, daß die beobachtete Familienähnlichkeit genauso gut auch auf gleiche äußere Umstände und Gewohnheiten zurückgeführt werden kann. (8) Die funktionelle Evolutionstheorie weist die Schwäche auf, daß der Urheber dieser Theorie die Zeiträume unterschätzt, die für genetische Veränderungen notwendig sind. (9) Die Theorie der Hypothalamusstörungen beschreibt das Verhalten von Ratten aus menschlicher Sicht und kommt dann zu dem falschen Schluß, daß die Beobachtung von Verhaltensweisen bei Tieren Analogschlüsse auf das Verhalten beim Menschen zuläßt. (10)

Wirklich kritisch wird es jedoch bei den Behandlungsmethoden, die sich aus diesen Hypothesen ergeben. Auf Grund der gewonnenen Erkenntnisse über die menschliche Physiologie wird der Eindruck erweckt, als bestände Aussicht auf die Entwicklung eines Mittels (zum Beispiel eines Medikaments), das die überzähligen Fettzellen zum Schwinden bringt, den Sättigungsmechanismus im Hypothalamus wieder in Gang setzt oder dafür sorgt, daß Fett und Zucker im Körper besser verarbeitet werden. Eine solche Einstellung liegt bei der Behandlung von Diabetes vor. Durch tägliche Insulininjektionen wird korrigierend in die unzureichende Insulinproduktion des Körpers eingegriffen. Eine ähnliche Behandlungsmethode bei Eßsucht bzw. der damit meistens zusammenhängenden Fettleibigkeit kommt dem häufig geäußerten Wunsch entgegen, das Fett möge durch eine Pille weggezaubert werden, und wir könnten so schlank werden, wie wir wollen. Die Betrachtung der medizinischen Forschung auf dem Gebiet der Fettleibigkeit innerhalb der letzten fünfundsiebzig Jahre, in denen es immer wieder gegensätzliche Ergebnisse gegeben hat, läßt die Existenz eines solchen Mittels sehr zweifelhaft erscheinen. Medikamentöse Behandlung, chirurgische Eingriffe und Diättherapie sind die drei Hauptgebiete, auf die sich die am häufigsten durchgeführten und am meisten verlangten Behandlungsmethoden konzentrieren.

MEDIKAMENTÖSE BEHANDLUNG Eine Methode zur Behandlung von Fettleibigkeit besteht in der Anwendung von Thyroxin, einem Hormon, das in der Schilddrüse produziert wird. Es wird angenommen, daß Thyroxin den Stoffwechsel beschleunigt und dadurch den Körper zur schnelleren Verbrennung der Nährstoffe veranlaßt. Die Langzeitwirkung dieser Behandlung ist äußerst zweifelhaft, da das Hormon sehr hoch dosiert wird. Außerdem besteht die Gefahr, daß die normale Funktion der Schilddrüse aus ihrem empfindlichen Gleichgewicht gebracht wird. Zwei weitere Medikamente werden bei der Behandlung von Fettleibigkeit häufig verwendet. Sie werden als anoretische Wirkstoffe bezeichnet. Die eine Klasse umfaßt die Appetithemmer, die auch unter der Bezeichnung Amphetamine oder Speed bekannt sind. Die Suchterscheinungen und die Stimulationswirkung dieses Medikaments haben sehr viel Aufsehen erregt, und es ist auch darüber berichtet worden, daß die Patienten ständig höhere Dosierungen brauchen, damit eine appetithemmende Wirkung erzielt wird. Zur zweiten Klasse gehören Mittel, die ein Sättigungsgefühl hervorrufen sollen und die sich hemmend auf die Synthese von Triglyzeriden auswirken.

CHIRURGISCHE EINGRIFFE Noch abschreckender sind Behandlungsmethoden, bei denen das Problem durch chirurgische Eingriffe umgangen werden soll. Eine Jejunum-Ileum-Bypass-Operation ist ein Eingriff, bei dem ein Teil des Dünndarms außer Funktion gesetzt wird, so daß eine geringere Verwertung der Nährstoffe stattfindet. Normalerweise wird dieser Eingriff bei ernsten Entzündungskrankheiten und bei Darmkrebs vorgenommen, doch sind in den letzten zwanzig Jahren auch bei extremer Fettleibigkeit Dünndarmverkürzungen durchgeführt worden. Die dabei auftretenden Nebenwirkungen sind eingehend untersucht worden. Eines der auftretenden Probleme ist die psychologische Anpassung. In einer Untersuchung der Folgeerscheinungen (11) wird berichtet, daß zweiunddreißig von vierzig Leuten ausgeprägte Krisen wegen ihres Gewichtsverlustes durchmachten. Hierbei handelte es sich, wie zu erwarten war, um Probleme bei der Selbstbehauptung, um Identitätsverlust und Schwierigkeiten bei der Abgrenzung nach außen. In einer anderen Untersuchung (12) wird über eine anhaltende Überbewertung des Körperumfangs bei Patientinnen noch zwei Jahre nach ihrer Operation berichtet, bei der sie durchschnittlich 45 bis 50 Kilo abgenommen hatten.

Eine Methode, bei der noch direkter mechanistisch vorgegangen wird, besteht in der operativen Entfernung von Fettzellen. Bei einem Experiment (13) wurden drei Patienten auf eine Abmagerungsdiät gesetzt. Als sie ein „normales" Gewicht erreicht hatten, wurden 47 bis 60 Prozent der „überzähligen Fettzellen" entfernt. Ein Patient bekam Thrombose, ein zweiter nahm drei Jahre später 36,8 Kilo zu, und ein Patient hält „strenge Diät und unterzieht sich täglich einem anstrengenden Körpertraining".

DIÄTTHERAPIE Die Diät ist die Behandlung, die von Ärzten

am häufigsten empfohlen wird. In der medizinischen Forschung wird die Wirkung bei der Kombination der verschiedenen Nahrungsmittel untersucht und danach das Diätprogramm aufgestellt: Im Vergleich zu den anderen Behandlungsmethoden erscheint sie ziemlich sanft und harmlos, doch wird auch hier von der gleichen Grundvoraussetzung ausgegangen wie bei der radikaleren medikamentösen Behandlung oder den extremen Eingriffen bei der chirurgischen Behandlung. Bei allen diesen Methoden wird so vorgegangen, als wäre der menschliche Körper das biologische Gegenstück zu einem Auto. Fettleibigkeit wird als biologische Fehlfunktion angesehen und auf ähnliche Weise behandelt, wie beim Auto ein zu hoher Treibstoffverbrauch. Für die Bedeutung, die das Dicksein und das Schlanksein für einen Menschen haben können und für die gesellschaftlichen Folgen und Ursachen der Eßsucht, ist bei dieser Einstellung kein Platz vorgesehen.

Obwohl es nicht in meiner Absicht liegt, die Ärzte zu kritisieren, die sich dem Wohlergehen der Menschen verpflichtet haben, finde ich es wichtig, an dieser Stelle darauf hinzuweisen, daß gerade die Ärzteschaft durch ihre direkte Beteiligung bei der Unterdrückung der Frauen in unserer Gesellschaft immer wieder eine verhängnisvolle Rolle in der Geschichte gespielt hat. Barbara Ehrenreich und Deidre English (14) berichten in ihrem Buch darüber, daß sich in den USA der Ärztestand gegen den Widerstand verantwortungsbewußter und gutinformierter Laienheilkundiger etabliert hat, von denen die Mehrzahl Frauen waren. In neuester Zeit haben Frauengruppen – besonders das Boston Women's Health Book Collective (15) – sich mit diesem Thema auseinandergesetzt und medizinische Fragen aus feministischer Sicht neu beleuchtet. Ihre Kenntnisse über all das, was Frauen über ihren Körper wissen müssen, haben sie an andere Frauen weitergegeben und sich bemüht, solche Informationen allen Frauen zugänglich zu machen. Einige Frauengruppen sind mit ihren Aktivitäten bei den Behörden auf Widerstand gestoßen. In einem Fall sind Frauen einer Selbsthilfegruppe in Kalifornien (16) (wenn auch ohne Erfolg) wegen „illegalen Eindringens in die Vagina" angezeigt worden.

Besonders besorgniserregend an der gegenwärtigen Einstellung der Schulmedizin ist es, daß sie eine Vormachtstellung in solchen Bereichen wie Eßsucht beansprucht, bei der die zu Grunde liegenden Ursachen und Probleme gesellschaftlich bedingt sind und in erster Linie in diesem Zusammenhang gesehen und verstanden werden müssen, damit eine Behandlung mit allen hierzu notwendigen Maßnahmen Aussicht auf Erfolg hat. Auch übergewichtige Diabetikerinnen können unter Eßsucht leiden, und dieses Problem muß dann bei medizinischen Behandlungsmaßnahmen mit berücksichtigt werden.

In den letzten zehn Jahren hat sich eine Entwicklung abgezeichnet, die darauf hinausläuft, daß die Suche nach Lösungen für gesellschaftlich oder wirtschaftlich bedingte Probleme immer häufiger der Wissenschaft und der Medizin überlassen wird. Die Medizin ist das Allheilmittel und die Wissenschaft die Quelle der Wahrheit. Wir haben eine neue Religion – die Wissenschaftsgläubigkeit. (17) Diese neue Ideologie geht davon aus, daß Wissenschaft neutral und wertfrei ist. Männer und Frauen in weißen Kitteln sind in Laboratorien eifrig am Werk bei der Suche nach der Wahrheit und beim Streben nach Fortschritt. Wissenschaftler in der medizinischen Forschung sind nicht nur Wahrheitssucher, sondern sie tragen auch eine große menschliche Verantwortung, da sich ihre Arbeit unmittelbar auf die Gesundheit des Menschen auswirkt. Nur wenige stellen sich die Frage, von wem die Forschung finanziert wird und wer die Priorität setzt. Statt dessen wird erwartet, daß die Öffentlichkeit alle neuen technologischen Lösungen für Verhaltensprobleme freudig begrüßt und dankbar annimmt.

Bei einem Blick in medizinische Fachzeitschriften wird klar, daß diese Einstellung auch in einem anderen Bereich anzutreffen ist. Typisch hierfür ist zum Beispiel die Abbildung einer völlig aufgelösten Frau um die vierzig, die in einer chaotischen Küche über dem Küchentisch zusammengesunken ist. Mit großen Buchstaben wird verkündet: „Das Mittel X bringt Entspannung und gibt neue Lebenskraft, alles geht ihr wieder besser von der Hand.“ In kleineren Buchstaben wird in dieser Werbeanzeige die übliche Situation einer niedergeschlagenen Frau in den Wechseljahren geschildert, die abgespannt ist und keine Antriebskraft mehr hat, seitdem die Kinder aus dem Haus sind. Es wird das psychotrope Medikament X angeboten, damit sie ihre Beklemmungen los wird. Ärzte, meistens Männer, überarbeitet und nicht dafür ausgebildet, die gesellschaftlichen Probleme zu erkennen, die bei ihren Patientinnen diesen Zustand hervorgerufen haben, und die wohl auch selber kaum in eine solche Situation geraten werden, verschreiben Beruhigungsmittel und Psychopharmaka, um diese Frauen wieder in Schwung zu bringen, damit sie in ihrem Haushalt wieder Ordnung schaffen können und niemandem zur Last fallen. Die gesellschaftlichen Ursachen, die zu diesem Erschöpfungszustand geführt haben, bleiben dabei unberücksichtigt. Es werden Medikamente verabreicht, die Frauen werden unter Drogen gesetzt.

Eßsucht kann als individueller Protest gegen die Ungleichheit der Geschlechter angesehen werden. In diesem Zusammenhang stellen die hier beschriebenen medizinischen Maßnahmen keinen Beitrag zur Lösung des Problems dar, sondern sind selbst ein Teil des Problems. Diese Situation macht eine Neuorientierung bei der Ausbildung der Mediziner und Wissenschaftler notwendig. Wir brauchen ein Gesundheitswesen, das sich in Organisation und Praxis an den Forderungen der Gesundheitszentren und -gruppen innerhalb der Frauenbewegung orientiert.

# Anmerkungen

VORWORT

(1) Siehe auch das Kapitel über medizinische Gesichtspunkte. Die Psychoanalyse betrachtet gestörtes Eßverhalten als Symptom, das verschwindet, wenn das wirkliche Trauma gelöst worden ist. Bisher sind noch keine bemerkenswerten Erfolge bei der Behandlung des Symptoms zu verzeichnen gewesen, auch nicht in den Fällen, wo die Patienten die Eßsucht als ihr Hauptproblem in den Mittelpunkt der Therapie stellten.

(2) Siehe zum Beispiel: *Science for the People* 34, Winter 1976/77. Eine Diskussion über die Zusammenhänge zwischen Nahrungsmittelversorgung, der weltweiten Agrarpolitik und der Ausbeutung der Dritten Welt. Erhältlich bei: British Society of Social Responsibility in Science, 9 Poland Street, London W. 1, England.
*Science for the People* 7, März 1975.

(3) In diesem Fall ist es wichtig, daß der/die Therapeut/in eine außerordentliche Sensibilität gegenüber den Eßgewohnheiten der Patientin entwickelt und ihr die Möglichkeit verschafft, sich in der Zeit von anderen akzeptiert zu fühlen, während sie sich selber wegen ihrer Eßsucht sehr stark ablehnt. Außerdem ist es wichtig, auf Übertragungsvorgänge zu achten, und zwar sowohl bei der Gruppenarbeit als auch in Einzelsitzungen.

EINLEITUNG

(1) Siehe zum Beispiel: G. Bychowsky, „Neurotic Obesity", *The Psychology of Obesity*, ed. N. Kneill, Springfield, Illinois, 1973.
Ludwig Bingswanger, „The Case of Ellen West", *Existence*, ed. Rollo May (New York, 1958).

(2) William Ryan, *Blame the Victim*, New York, 1971. In diesem Buch wird gezeigt, wie es dazu kommt, daß wir den Opfern von Unterdrückung und nicht den Unterdrückern die Schuld geben.

(3) Dorothy Griffith and Esther Saraga, „Sex Differences in a Sexist Society". Ein Aufsatz, der auf der International Conference on Sexrole Stereotyping, British Psychological Society in Cardiff, Wales, im Juli 1977 vorgelesen wurde.

(4) John Berger et. al., *Ways of Seeing*, London, 1972, S.47. Dt.: John Berger, Sehen. Das Bild der Welt in der Welt der Bilderwelt, Rowohlt 1976.

(5) Simone de Beauvoir, Le Deuxième Sexe, Gallimard, dt.: Das andere Geschlecht, Rowohlt.

(6) Siehe zu diesem Thema: Juliet Mitchell, *Psychoanalysis and Feminism*, New York, 1974. Dt.: Psychoanalyse und Feminismus, Suhrkamp 1976.
Phyllis Chesler, *Women and Madness*, New York, 1972, dt.: Frauen, das verrückte Geschlecht?, Rowohlt 1974.

(7) D. Brunet und I. Lezine, „I primi anni del bambino", wird zitiert in Elena Gianini Belotti, Dalla parte delle bambine, Feltrinelli 1973, dt.: Was geschieht mit kleinen Mädchen?, Frauenoffensive 1975. Diese Studie wurde in Europa durchgeführt, trifft aber auch auf amerikanische Verhältnisse zu. Das Buch, in dem diese Studie ausführlich zitiert wird, ist eine wohlgeordnete Darstellung der Sozialisation von Mädchen und der Bedeutung der frühen geschlechtsbedingten Unterschiede in der Mutter-Kind-Beziehung bei der Ernährung.

(8) Margaret Atwood, Lady Oracle, London, 1977, S.88.

WAS BEDEUTET SCHLANKSEIN FÜR ESSÜCHTIGE?

(1) Sharon Rosenburg and Joan Weiner, *The Illustrated Hassle-Free Make Your Own Clothes Book, San Francisco, 1971*.

(2) Dies ist eine jüdische Sitte aus Osteuropa, die die Wangen rot machen soll.

WIE ESSÜCHTIGE HUNGER ERLEBEN

(1) Die Diätnahrungsmittelindustrie macht erhebliche Gewinne. Zu Statistiken siehe: Natalie Allon, „The Stigma of Overweight in Everyday Life". John E. Fogarty International Center for Advanced Study in the Health Sciences, Band II, Teil II. National Institute of Health, Bethesda, Md. Hrsg. George A. Bray. DHEW publication. U.S. Govt. printing office. October 1-3, 1973, S.83-102.

(2) Diätorganisationen geben keine Zahlen über Rückfälle heraus. Zahlreiche Quellen gehen jedoch von 95 Prozent aus. Siehe Aldebaran, „Fat Liberation – A Luxury", *State of Mind* 5 Juni-Juli 1977 :34.

(3) Stanley Schachter, *Obesity and Eating", Science* 161, 1968 : 751.

(4) Siehe zu diesem Thema: A.J. Stunkard and H.M. McClaren, „The results of Treatment for Obesity", *Archives of Internal Medicine* 103, 1959 : 79.
Stanley Schachter, „Some Extraordinary Facts about Obese Humans and Rats", *American Psychologist* 23, 1971 : 129.
Stanley Schachter, „Obesity and Eating", Sciene 161, 1968 : 751.

(5) Carol Bloom, „Training Manual for the Treatment of Compulsive Eating and Fat". Magisterarbeit, State University of New York at Stony Brook, 1976.

MAGERSUCHT – ANOREXIA NERVOSA

(1) Mara Selvini Palazzoli, *Self Starvation*, London, 1974, S.24-25.

(2) Weitere nützliche Beiträge zum Thema Magersucht siehe: Rosie Parker and Sarah Mauger, „Self Starvation", *Spare Rib* 28, 1976.
Marlene Boskind-Lodahl, „Cinderella's Stepsisters: A Feminist Per-

(2) spective on Anorexia Nervosa and Bulimia", *Signs* 2, Winter, 1976 : 342-56.
Mara Selvini Palazzoli, *Self Starvation*, London, 1974.
Hilde Bruch, *Eating Disorders*, New York, 1973.
Peter Dally, *Anorexia Nervosa*, London 1969.
Anna Freud, „The Psychoanalytic Study of the Child II, London, 1946, dt.: Einführung in die Technik der Kinderanalyse, Kindler 1973.
(3) Parker and Mauger, „Self Starvation".
(4) Palazzoli, op.cit., S.224-52.
(5) Bruch, op.cit., S.88.
(6) Dally, op.cit., S.93-94.

MEDIZINISCHE GESICHTSPUNKTE

(1) J.L. Hirsch and J. Knittle, „Cellularity and Nonobese Adipose Tissue", *Federation Proceedings of the American Society for Experimental Biology* 29, 1970 : 1516.
(2) W.B. Kannel and T. Gordon, „Some Determinants of Obesity and its Impact as a Cardiovascular Risk Factor", in *Recent Advances in Obesity Research*, ed. Alan Howard, London, 1975, S.14. (im weiteren zitiert als Howard, *Recent Advances*.
(3) H.E. Dugdale and P.R. Payne, „The Pattern of Lean and Fat Deposition in Adults", *Nature* 266, March, 1977 : 349.
(4) H. Keen, The Incomplete Story of Obesity and Diabetes", in Howard, *Recent Advances*.
(5) R.C. Atkins, Dr. Atkins' Diet Revolution, New York, 1972. Dt.: Diät-Revolution, Der kalorienreiche Weg zu gesunder Schönheit, Deutscher Bücherbund Stuttgart 1974.
(6) L.J. Herberg, K.B.J. Franklin and D.N. Stephens, „The Hypothalamic 'Set Point' in Experimental Obesity", in Howard, *Recent Advances*.
(7) Hilde Bruch, op.cit., S.36.
(8) Michael Schwartz and Joseph Schwartz, „No Evidence for Heritability of Social Attitudes", *Nature* 255 : 429.
(9) A. Cooke et al., „The New Synthesis Is an Old Story", *New Scientist 70, 1976.*
*(10) Ebd.*
(11) E. Espmark, „Psychological Adjustment Before and After Bypass Surgery for Extreme Obesity, a Preliminary Report", in Howard, *Recent Advances*, S.242.
(12) R.C. Kalucy et. al., Self Reports of Estimated Body Widths in Female Obese Subjects with Major Fat Loss Following Ileo-jejunal Bypass Surgery", in Howard, *Recent Advances*, S.331.
(13) J.G. Kral and L.V. Sjorstrom, „Surgical Reduction of Adipose Tissue Hypercellularity", in Howard, *Recent Advances*, S.327.
(14) Barbara Ehrenreich and Deidre English, *Witches, Midwives and Nurses*, New York, 1973. Dt.: Hexen, Hebammen und Krankenschwestern, Frauenoffensive, 1975.

(15) The Boston Women's Health Book Collective, *Our Bodies, Ourselves*, New York, 1973. Dt.: Vorauss. im Frühjahr 79 bei Rowohlt.
(16) *People v. Carolyn Aurillia Downer* LAMC 31426942, 1972.
(17) R.M. Young, „Science is Social Relations", *Radical Science Journal* 5, 1977 : 65.

## Literatur zu diesem Thema

Natalie Allon, „Group Dieting Interaction". Unveröffentlichte Dissertation, Brandeis University, Waltham, Mass., 1972.
Elena Gianini Belotti, DALLA PARTE DELLE BAMBINE, Feltrinelli, 1973, dt.: WAS GESCHIEHT MIT KLEINEN MÄDCHEN?, Frauenoffensive, 1975.
Jessie Bernard, THE FUTURE OF MOTHERHOOD, New York, 1975.
Carol Bloom, „Training Manual for the Treatment of Compulsive Eating and Fat". Magisterarbeit, State University of New York at Stony Brook, 1976.
Boston Women's Health Book Collective, Our Bodies, Ourselves, New York, 1973.
Phyllis Chesler, WOMEN AND MADNESS, New York, 1972; dt.: FRAUEN, DAS VERRÜCKTE GESCHLECHT?, Rowohlt, 1974.
Simone de Beauvoir, LE DEUXIEME SEXE, Gallimard, dt.: DAS ANDERE GESCHLECHT, Rowohlt.
Helene Deutsch: THE PSYCHOLOGY OF WOMEN, Bd. I und II, New York, 1973, dt.: PSYCHOLOGIE DER FRAU, Hans Huber, Bern 1948.
Barbara Ehrenreich und Deidre English, WITCHES, MIDWIVES AND NURSES, New York 1973, dt.: HEXEN, HEBAMMEN UND KRANKENSCHWESTERN, Frauenoffensive, 1975.
Eva Figes, PATRIARCHAL ATTITUDES, Greenwich, Conn., 1970.
Nancy Friday, MY MOTHER, MY SELF: THE DAUGHTER'S SEARCH FOR IDENTITY, New York, 1977.

Katharina Havekamp, ... UND LIEBE EIMERWEISE, Autobiographie einer magersüchtigen Frau, Frauenoffensive, München.

N. Kneill, ed. THE PSYCHOLOGY OF OBESITY, Springfield, Ill., 1973.
Elleanor Emmons and Jacklin Maccoby, Carol Nagy, THE PSYCHOLOGY OF SEX DIFFERENCES, Stanford, Ca., 1974.
Margaret Mahler et al., THE PSYCHOLOGICAL BIRTH OF THE HUMAN INFANT, New York, 1976.
Angela Barron McBride, THE GROWTH AND DEVELOPMENT OF MOTHERS, New York, 1973, dt.: DAS NORMAL-VERRÜCKTE DASEIN ALS HAUSFRAU UND MUTTER, Rowohlt, 1974.
Margaret McBride, LIVING WITH CONTRADICTIONS: A MARRIED FEMINIST, New York, 1977.
Juliet Mitchell, PSYCHOANALYSIS AND FEMINISM, New York, 1974, dt.: PSYCHOANALYSE UND FEMINISMUS, Suhrkamp 1976.
Wilhelm Reich, DIE SEXUELLE REVOLUTION, Europäische Verlagsanstalt, 1966.
Adrienne Rich, OF WOMEN BORN: MOTHERHOOD AS EXPERIENCE AND INSTITUTION, N.Y. 1976, dt. i. Herbst 79 bei Frauenoffensive.
Michele Zimbalist Rosaldo and Louise Lamphere, WOMEN, CULTURE AND SOCIETY, Stanford, Ca., 1974.
Theodore Isaac Rubin, FOREVER THIN, New York, 1970.
Clifford J. Sager and Helen Singer Kaplan, eds. PROGRESS IN GROUP AND FAMILY THERAPY, New York, 1972, dt.: HANDBUCH DER EHE-, FAMILIEN- UND GRUPPENTHERAPIE, Kindler, 1973.
Claram THOMPSON „PENIS ENVY IN WOMEN", Psychiatry 6, 1943.
Elizabeth Friar Williams, NOTES OF A FEMINIST THERAPIST, N.Y. 77.
Donald Woods Winnicot, MOTHER AND CHILD: A PRIMER OF FIRST RELATIONSHIPS, New York, 1957.
Eli Zaretsky, CAPITALISM, THE FAMILY AND PERSONAL LIFE, London, 1976.

# Susie Orbach
# ANTI-DIÄTBUCH II

Aus dem Englischen
von Cornelia Holfelder-v. d. Tann

Susie Orbach hat mit dem ANTIDIÄTBUCH, das zum internationalen Bestseller wurde, eine neue und erfolgreiche Therapie für Eßsüchtige begründet, indem sie vor allem den psychologischen Ursachen dieses Problems auf den Grund geht.
Das ANTIDIÄTBUCH II ist eine übersichtlich gegliederte, detaillierte und in sich abgeschlossene Anleitung zur konkreten Arbeit am Eßsuchtproblem.

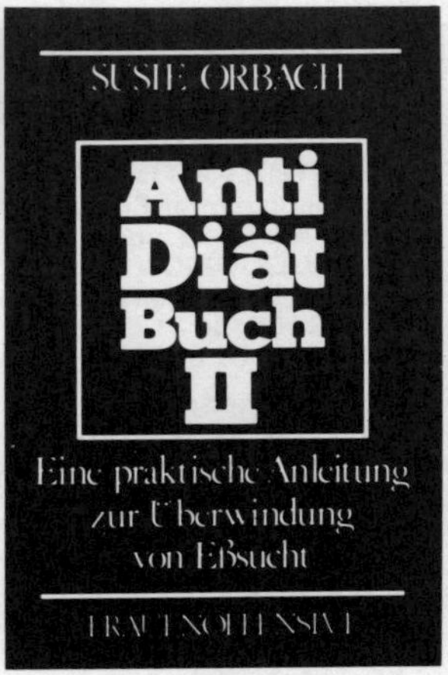


192 S. DM 16.5o

# *Sexualität*

**FÜR UNS SELBST**
**Körper und Sexualität aus der Sicht von Frauen**
**Text: Anja Meulenbelt**
**Interviews: Ariane Amsberg**
**Zeichnungen: Jolet Leehouts**
**Fotos: Sjan Bijman u. Bertien Manen**
**Aus dem Niederländischen von Susanne Back und Ingrid Lübke**
ISBN 3–88104–101–X
264 S. DM 24.8o

Ausgehend von den eigenen Bedürfnissen hinterfragt Anja Meulenbelt die traditionellen sexuellen Spielregeln und deren gesellschaftspolitischen Kontext. Sie bricht mit den Tabus, die weibliche Sexualität zum Schweigen verurteilt und Frauen das eigene Begehren abspricht. Gestützt auf Interviews und zahlreiche Aussagen werden u. a. sexuelle Beziehungen zu sich selbst, zu Frauen, zu Männern, Bisexualität, Vergewaltigung, Pornographie und die verschiedensten Therapieformen erörtert.

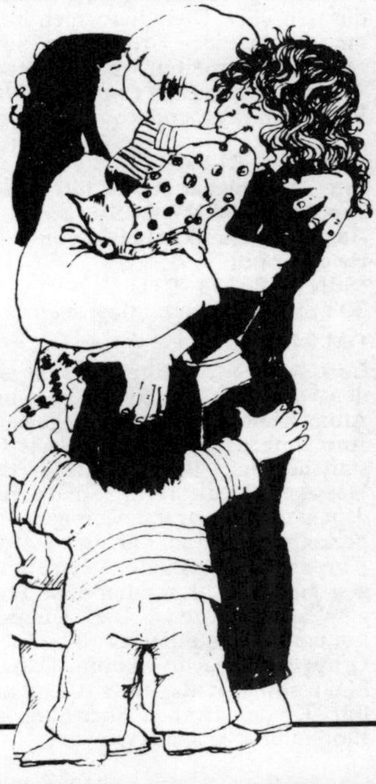

# Therapie · Heilen · Krankheit

**SELBSTHILFE THERAPIE**
**Ein Handbuch für Frauen von**
**SHEILA ERNST und**
**LUCY GODDISON**
**Aus dem Englischen von Ruth Sutter**
ISBN 3–88104–122–2
375 S. DM 29.8o

„Die Fähigkeit, therapeutisch zu arbeiten, ist nicht ausschließlich Sache von ‚Experten'. Eine jede von uns trägt in sich die Kraft, sich zu ändern und anderen zu helfen."
Ein Überblick über die verschiedensten Therapieformen und eine kritische Überprüfung ihrer Anwendungsmöglichkeiten bei der therapeutischen Arbeit unter Frauen. Dazu Anleitungen zum Aufbau von Therapie-Selbsthilfegruppen und 140 Übungen aus den verschiedensten Bereichen: Co-counselling – Gestalt – Encounter – Bioenergetik – Träume, Phantasien, Meditationen – Psychoanalyse – Transaktionsanalyse – Primärtherapie – Rebirthing – u. a. Ein Buch für alle, die sich über Therapieformen informieren, in einer Gruppe, zu zweit oder allein arbeiten wollen oder als Therapeutinnen oder in verwandten Bereichen tätig sind.

**GETTING CLEAR**
**Ein Therapiehandbuch für Frauen**
**von ANNE KENT RUSH**
**Aus dem Amerikanischen von**
**Helga Trindl**
ISBN 3–88104–015–3
303 S. großform. u. illustriert
DM 24.8o

*Getting Clear* bedeutet sich klarwerden, mit sich ins Reine kommen. Anne Kent Rush hat Übungen und Anregungen aus Bereichen wie Gestalttherapie, Bioenergetik, Yoga, Massage, Meditation, Spiel, Ausdruckstanz zusammengetragen, die helfen, ein Gefühl für den eigenen Körper zu entwickeln, Verspannungen zu lösen und gebundene Energien freizusetzen. Die Übungen können allein, zu zweit und in Gruppen gemacht werden. Darüber hinaus enthält das Buch Gespräche mit Therapeutinnen über ihre Methoden und Arbeitsweise.

**... UND LIEBE EIMERWEISE**
**von KATHARINA HAVEKAMP**
**Aus dem Englischen von Ute**
**Kowarzik und Katharina Havekamp**
ISBN 3–88104–043–9
167 S. DM 14.5o

Der autobiographische Bericht einer jungen mager- und tablettensüchtigen Frau. In ihrer Lebensangst und ihren Minderwertigkeitsgefühlen, geschürt von ihrem nach außen so duldsamen und besorgten Freund, verstrickt sie sich immer tiefer in ein Netz des Selbsthasses, der Selbstzerstörung. Lange Klinikaufenthalte, Nervenheilanstalt und schließlich die unausweichlich erscheinende letzte Konsequenz, ein Selbstmordversuch. Sie überlebt, ist aber nicht bereit, neue Wege einzuschlagen. Erst als sie erfährt, daß ihr Freund sie betrügt, durchschaut sie die Spielregeln des Teufelskreises, in den sie sich begeben hat.

**MAGIE, HEILEN UND**
**MENSTRUATION**
**von ROSEMARY L. RODEWALD**
**Aus dem Amerikanischen von**
**Trude Baum**
ISBN 3–88104–045–5
239 S. DM 18.5o

Acht unter schwersten Menstruationsstörungen leidende Frauen (und von männlicher Heilkunst ebenso schwerst frustriert) unternehmen unter Anleitung der Autorin ein Experiment. Durch Anwendung außerschulmedizinischer Methoden wie Trance, Selbsthypnose, Tage- und Traumbuchführen, verbunden mit der Aneignung genauer Kenntnisse über den Ablauf des Menstruationszyklus, versuchen sie, die Ursachen ihrer Störungen aufzudecken. Sie erkennen, auf welch trickreiche Weise sie jeweils ihre Menstruationsstörungen entwickelten und beibehielten, um tiefer liegende Ängste, Glaubenshaltungen und Probleme nicht infrage stellen zu müssen. Ihre Einsichten ermöglichen ihnen eine bewußte Entscheidung für eine Heilung oder die Beibehaltung ihrer Menstruationsstörungen.